这本书属于超级无敌可爱的小朋友______

图书在版编目（CIP）数据

甜蜜的诱惑/许雅君著. —北京:化学工业出版社，2022.4

（给孩子的食物魔法书）

ISBN 978-7-122-40757-3

Ⅰ. ①甜… Ⅱ. ①许… Ⅲ. ①营养卫生-儿童读物Ⅳ. ① R153.2-49

中国版本图书馆 CIP 数据核字 (2022) 第 021340 号

责任编辑：杨晓璐　杨骏翼　　内文绘图：周　逸　柴陆瑶

责任校对：宋　玮　　装帧设计：逗号张文化

出版发行：化学工业出版社（北京市东城区青年湖南街 13 号 邮政编码 100011）

印　　装：北京瑞禾彩色印刷有限公司

889mm×1194mm　1/20　印张 1¾　字数 8 千字　插页 1　2022 年 5 月北京第 1 版第 1 次印刷

购书咨询：010-64518888　　售后服务：010-64518899

网　　址：http://www.cip.com.cn

凡购买本书，如有缺损质量问题，本社销售中心负责调换。

定　　价：19.80 元

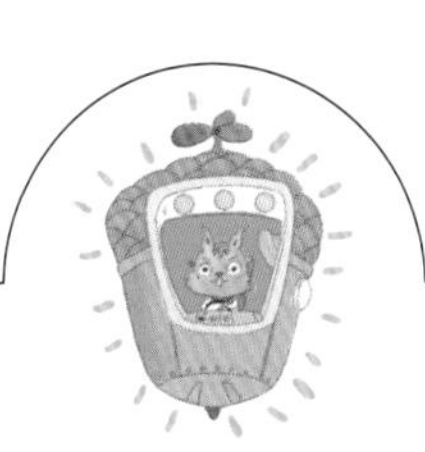

给孩子的食物魔法书

甜蜜的诱惑

北京大学教授 许雅君 / 著

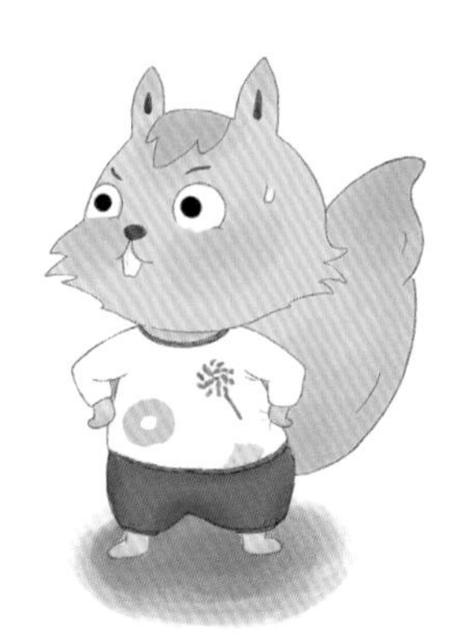

松鼠小精灵

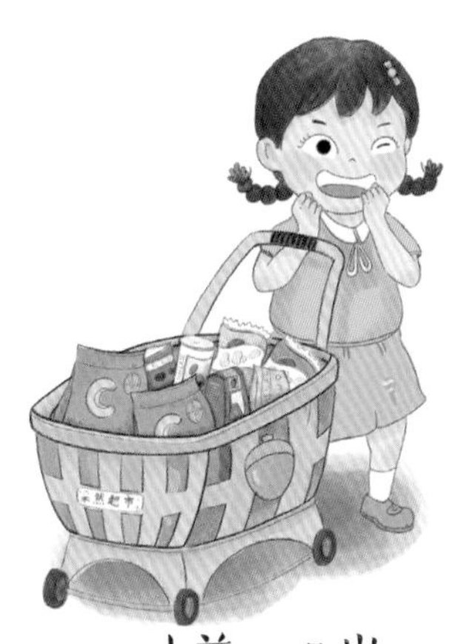

小美（5岁）

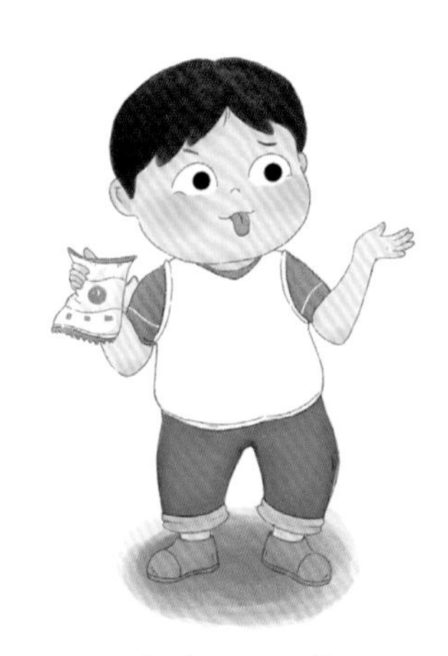

吉吉（5岁）

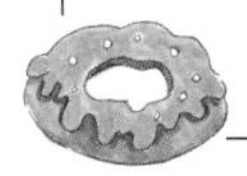

化学工业出版社

·北京·

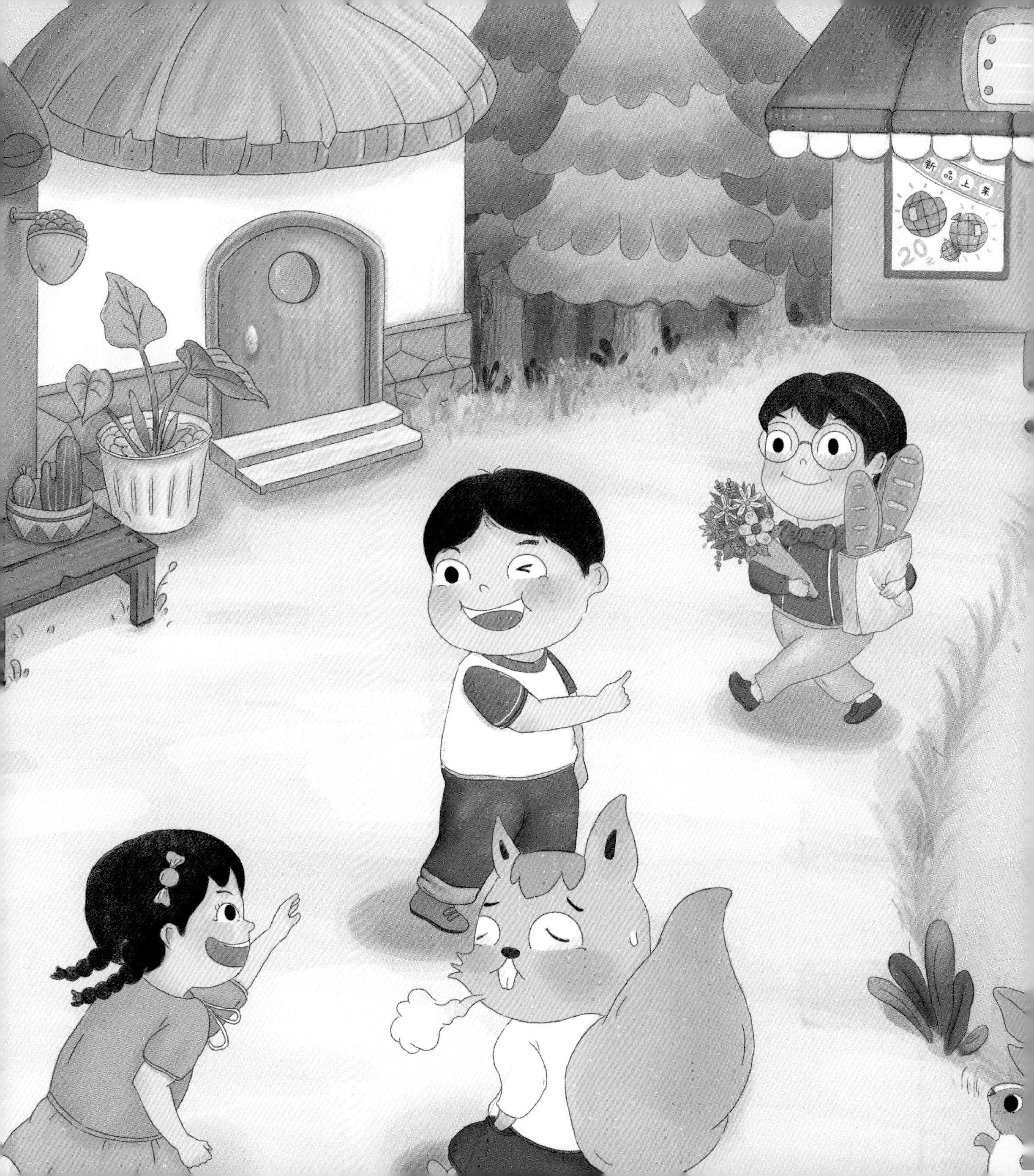
新品上架
20

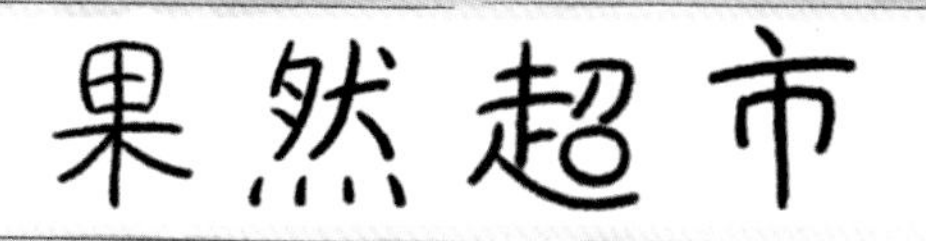

今天三位好朋友结伴去果然超市买最新款的奇幻星球积木。

第一次没有大人的陪伴去超市，三个小伙伴既兴奋又紧张。

“听说这款积木有 20 多个造型，还赠送贴纸呢！”吉吉高兴地说。

小美说：”吉吉，你别光顾着高兴，钱可得装好了！”

“放心吧！”吉吉捂了捂装钱的口袋，信心满满地说。

松鼠小精灵则插着裤兜自言自语道：“唉！反正没有松果造型的！”

吉吉和小美听了这话，相视一笑。

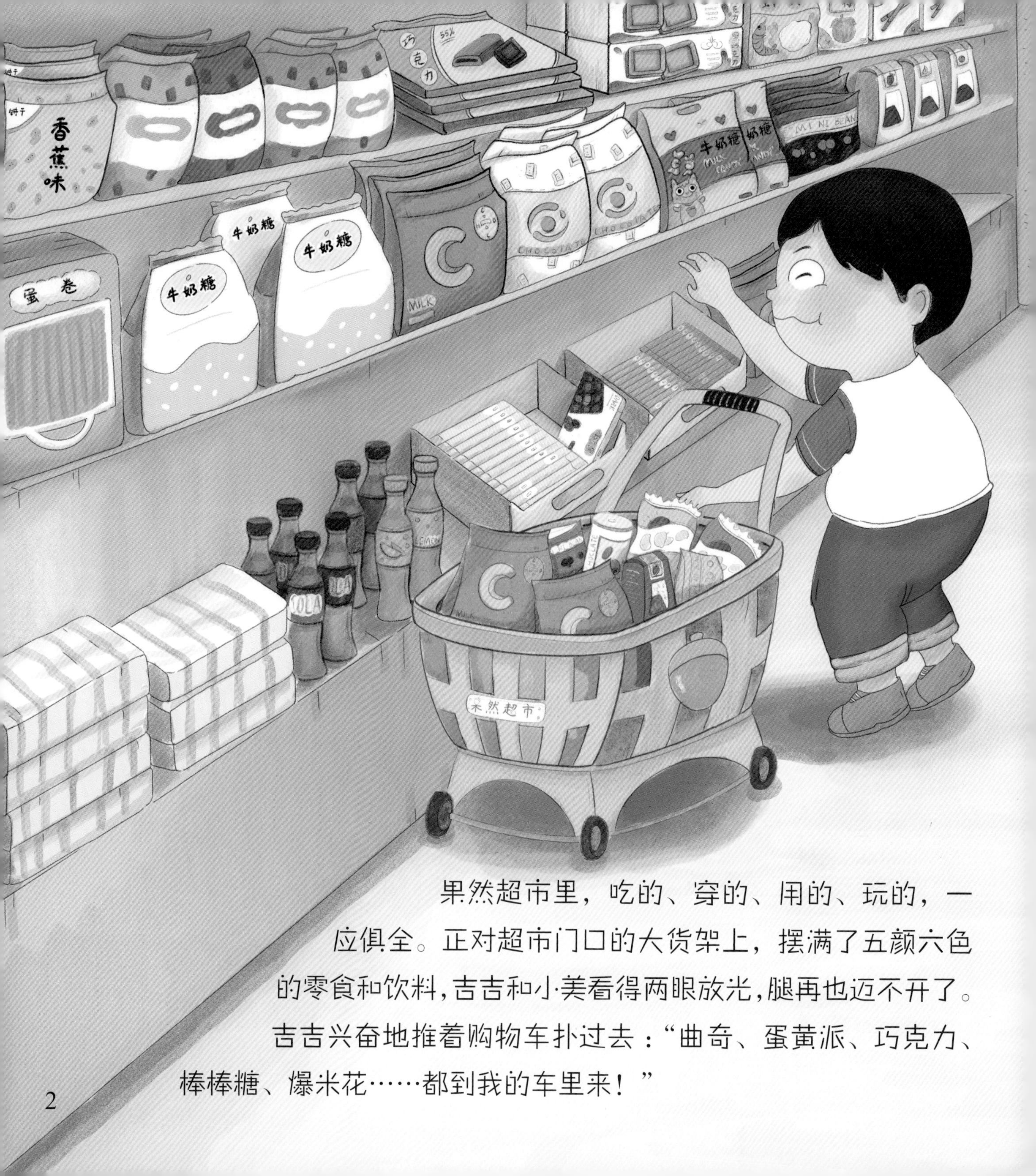

果然超市里，吃的、穿的、用的、玩的，一应俱全。正对超市门口的大货架上，摆满了五颜六色的零食和饮料，吉吉和小美看得两眼放光，腿再也迈不开了。

吉吉兴奋地推着购物车扑过去："曲奇、蛋黄派、巧克力、棒棒糖、爆米花……都到我的车里来！"

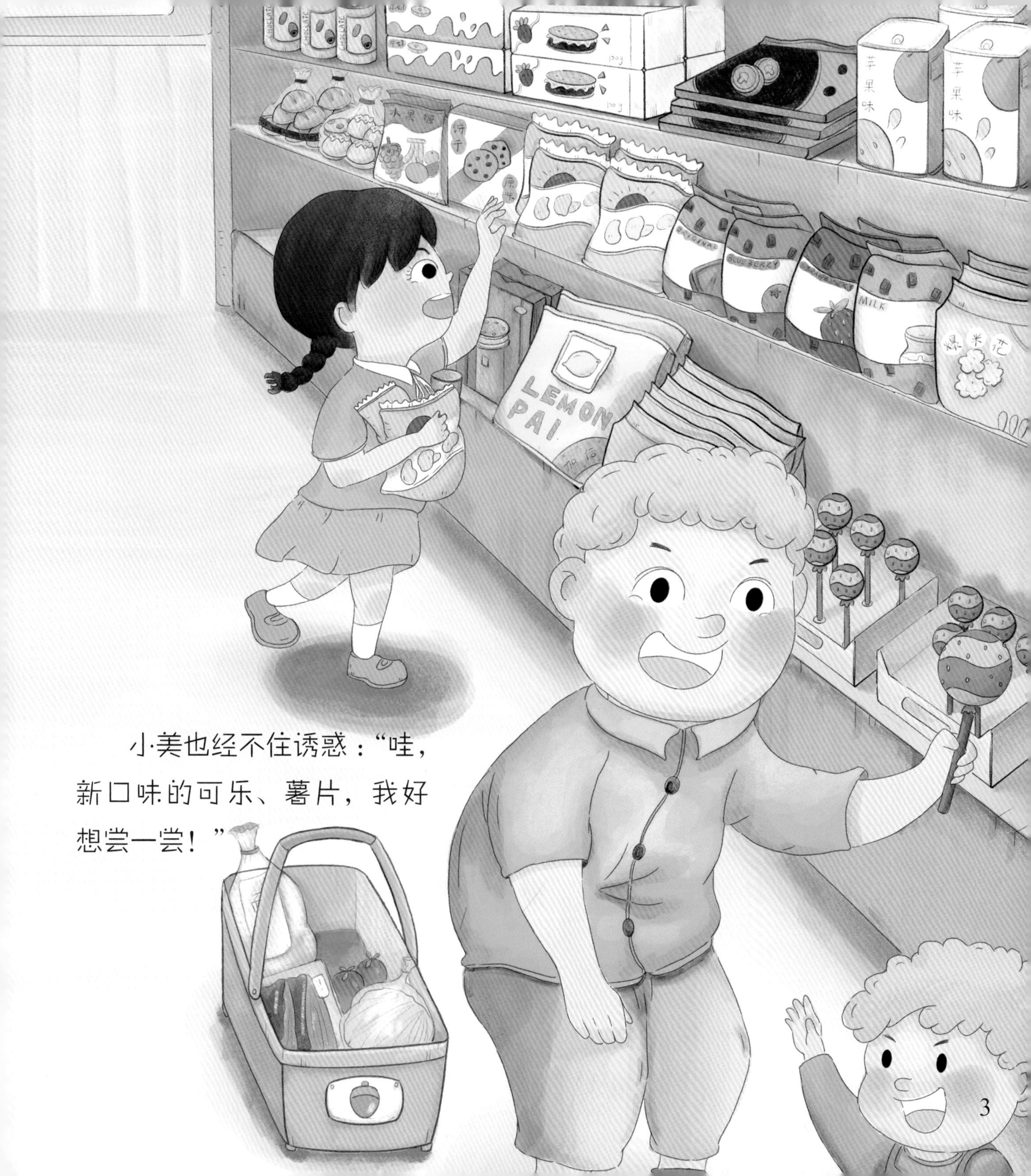

小美也经不住诱惑：“哇，新口味的可乐、薯片，我好想尝一尝！”

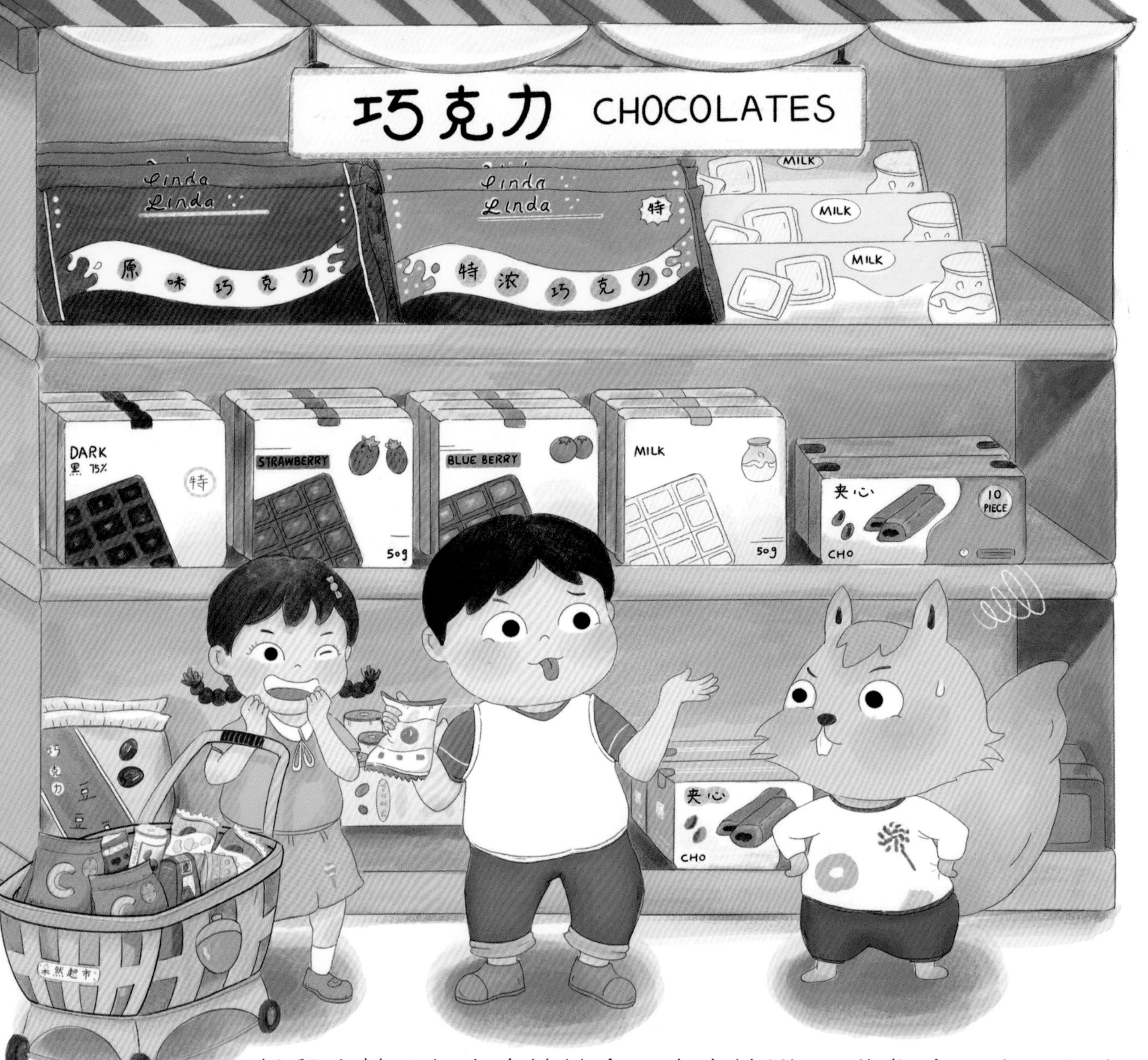

松鼠小精灵却出奇地镇定，幽幽地说：“你们忘了今天是来干什么的吗？你们的钱够用吗？”

吉吉冲着松鼠小精灵吐了吐舌头：“够啦！够啦！松鼠小精灵，今天妈妈不在，咱们顺便买点嘛。”

小美也赶紧补上一句：“就是就是！”

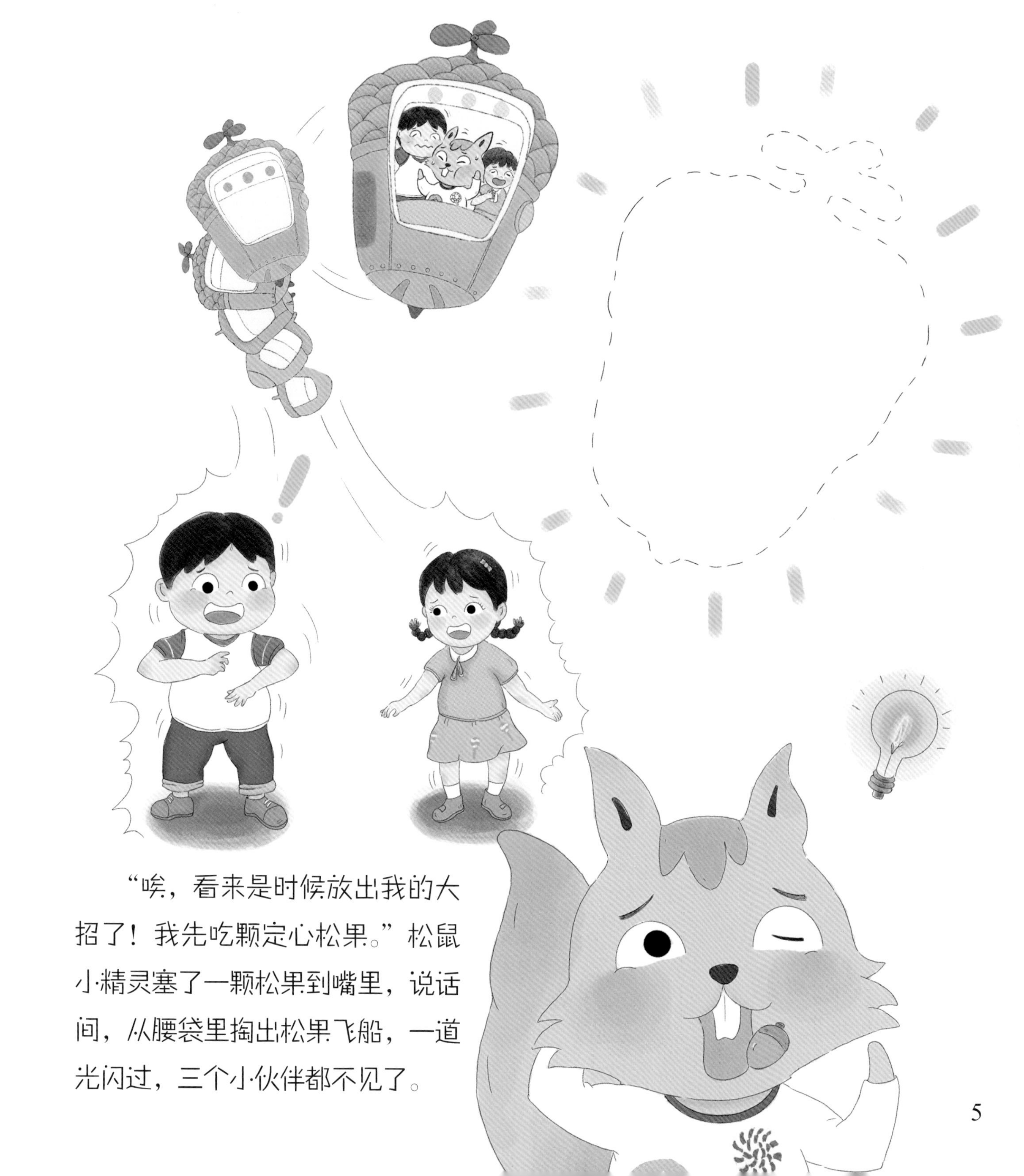

“唉，看来是时候放出我的大招了！我先吃颗定心松果。”松鼠小精灵塞了一颗松果到嘴里，说话间，从腰袋里掏出松果飞船，一道光闪过，三个小伙伴都不见了。

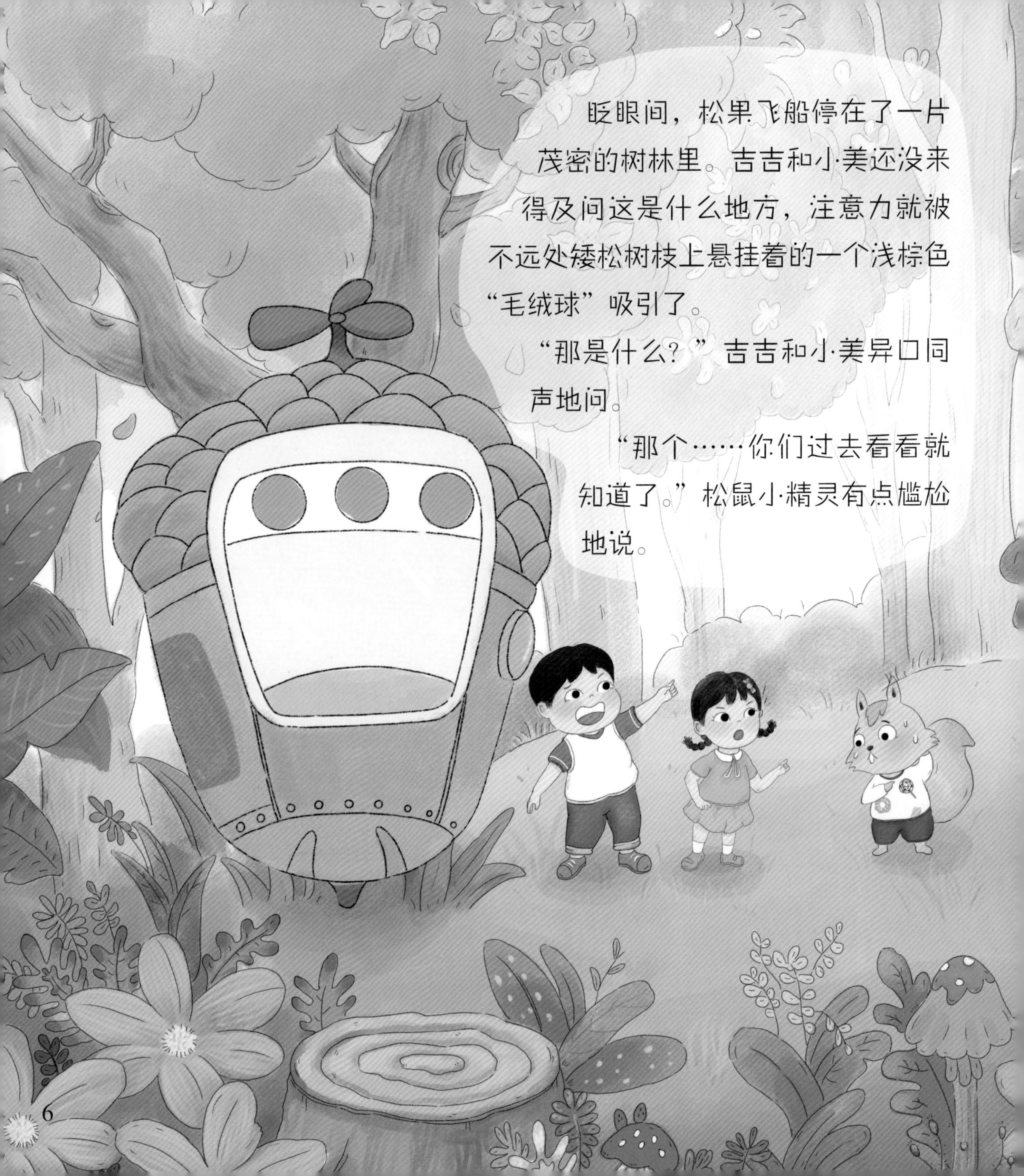

眨眼间，松果飞船停在了一片茂密的树林里。吉吉和小美还没来得及问这是什么地方，注意力就被不远处矮松树枝上悬挂着的一个浅棕色“毛绒球”吸引了。

“那是什么？”吉吉和小美异口同声地问。

“那个……你们过去看看就知道了。”松鼠小精灵有点尴尬地说。

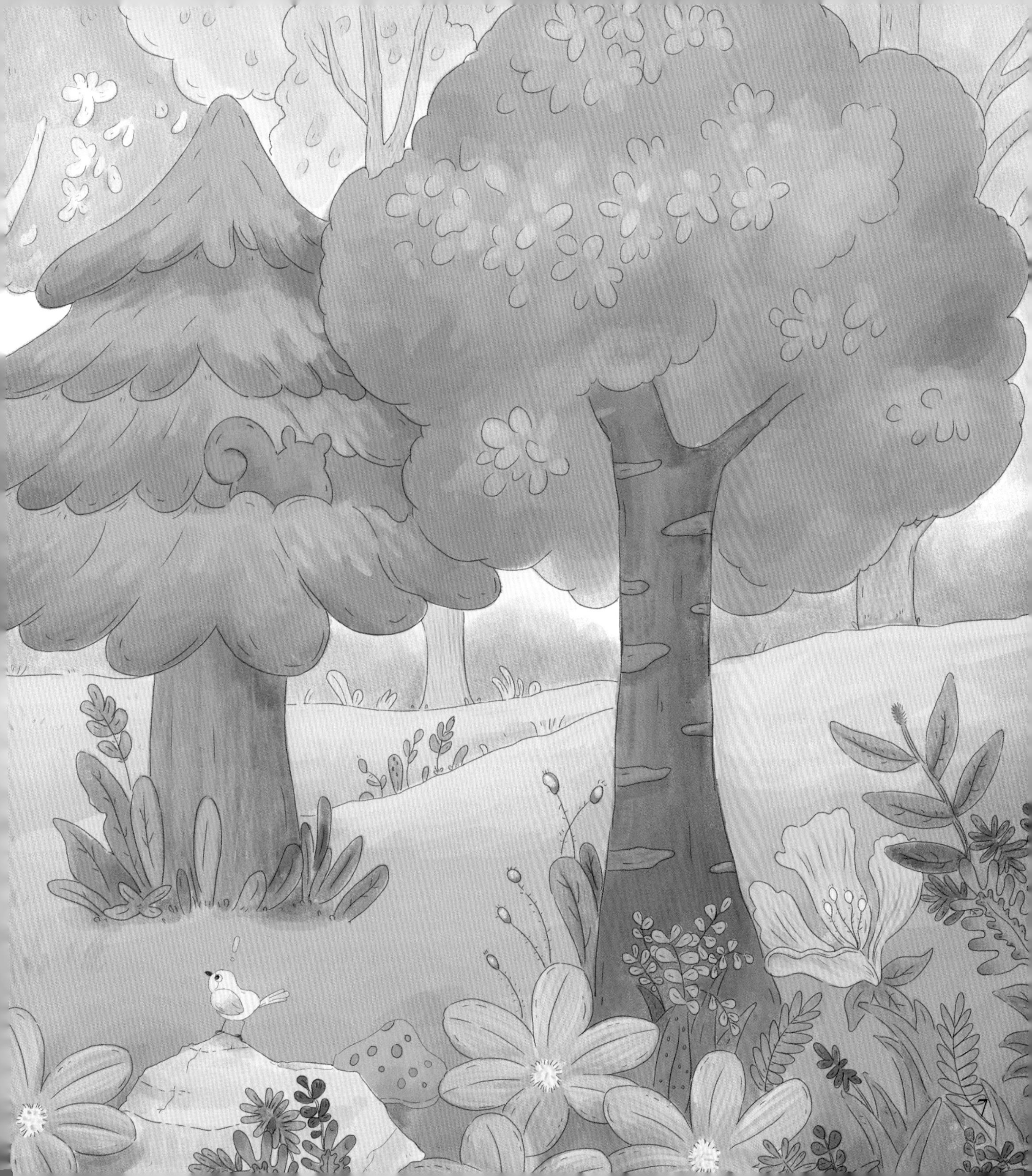

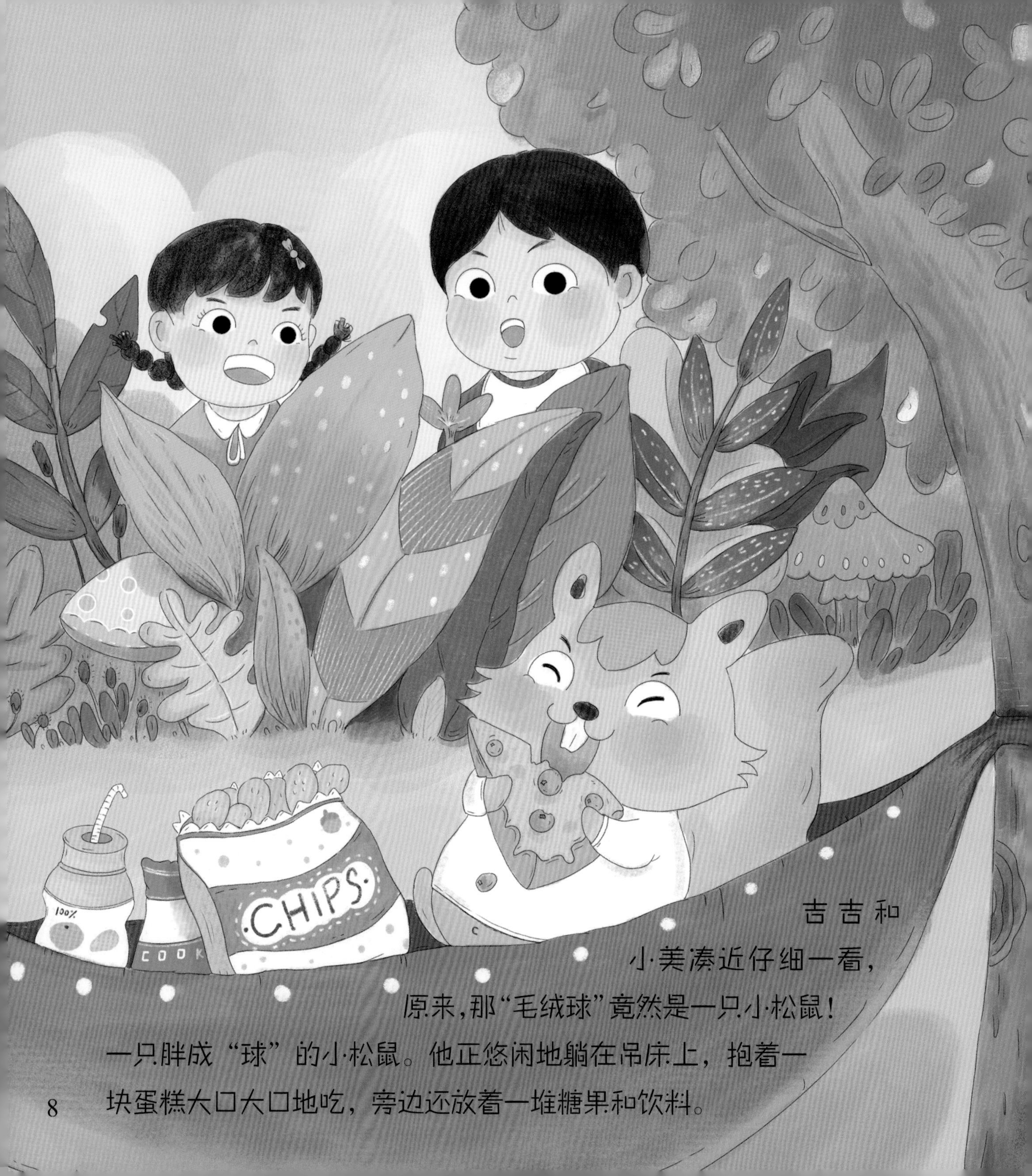

吉吉和小美凑近仔细一看，原来，那“毛绒球”竟然是一只小松鼠！一只胖成“球”的小松鼠。他正悠闲地躺在吊床上，抱着一块蛋糕大口大口地吃，旁边还放着一堆糖果和饮料。

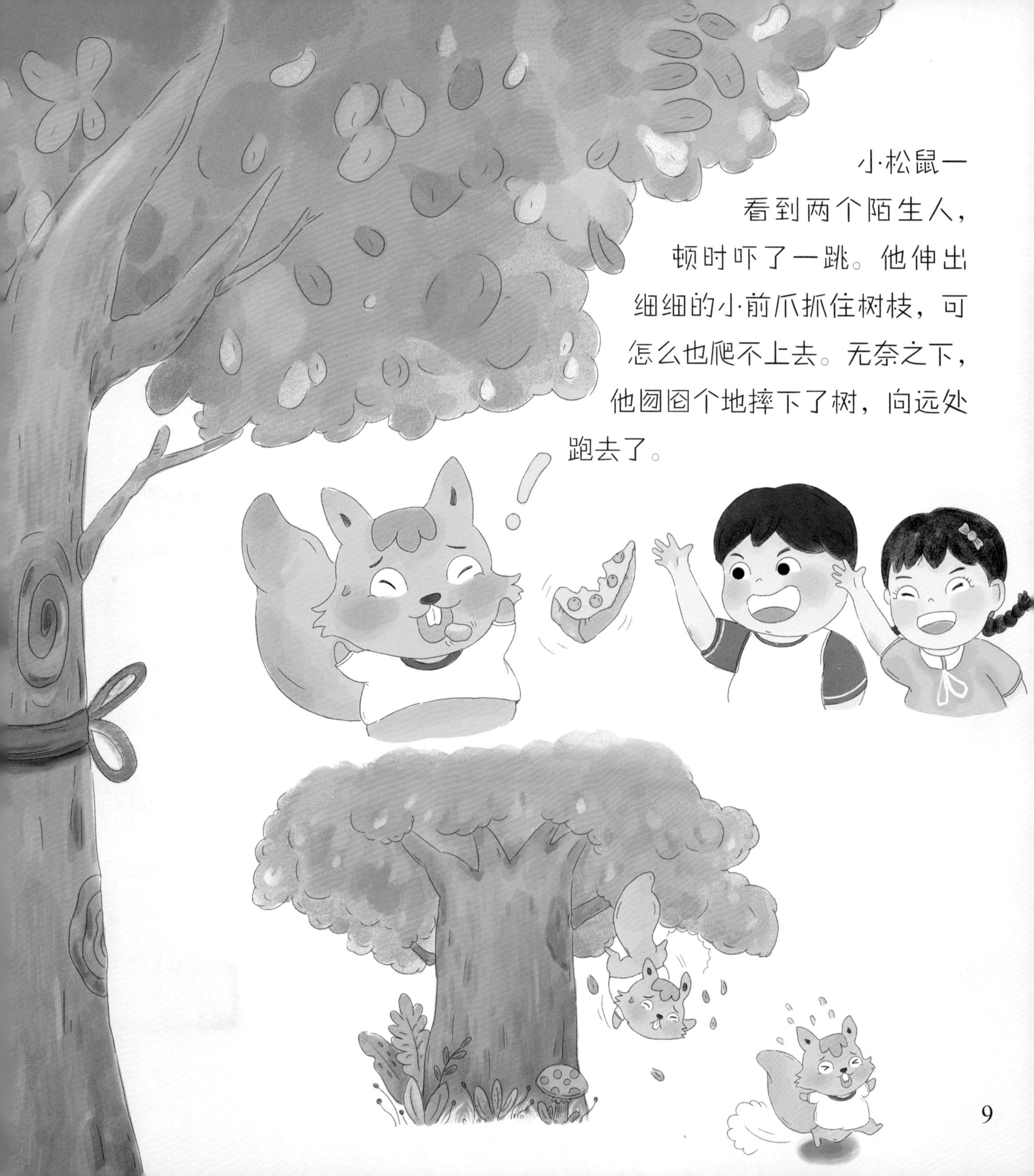

小松鼠一看到两个陌生人，顿时吓了一跳。他伸出细细的小前爪抓住树枝，可怎么也爬不上去。无奈之下，他囫囵个地摔下了树，向远处跑去了。

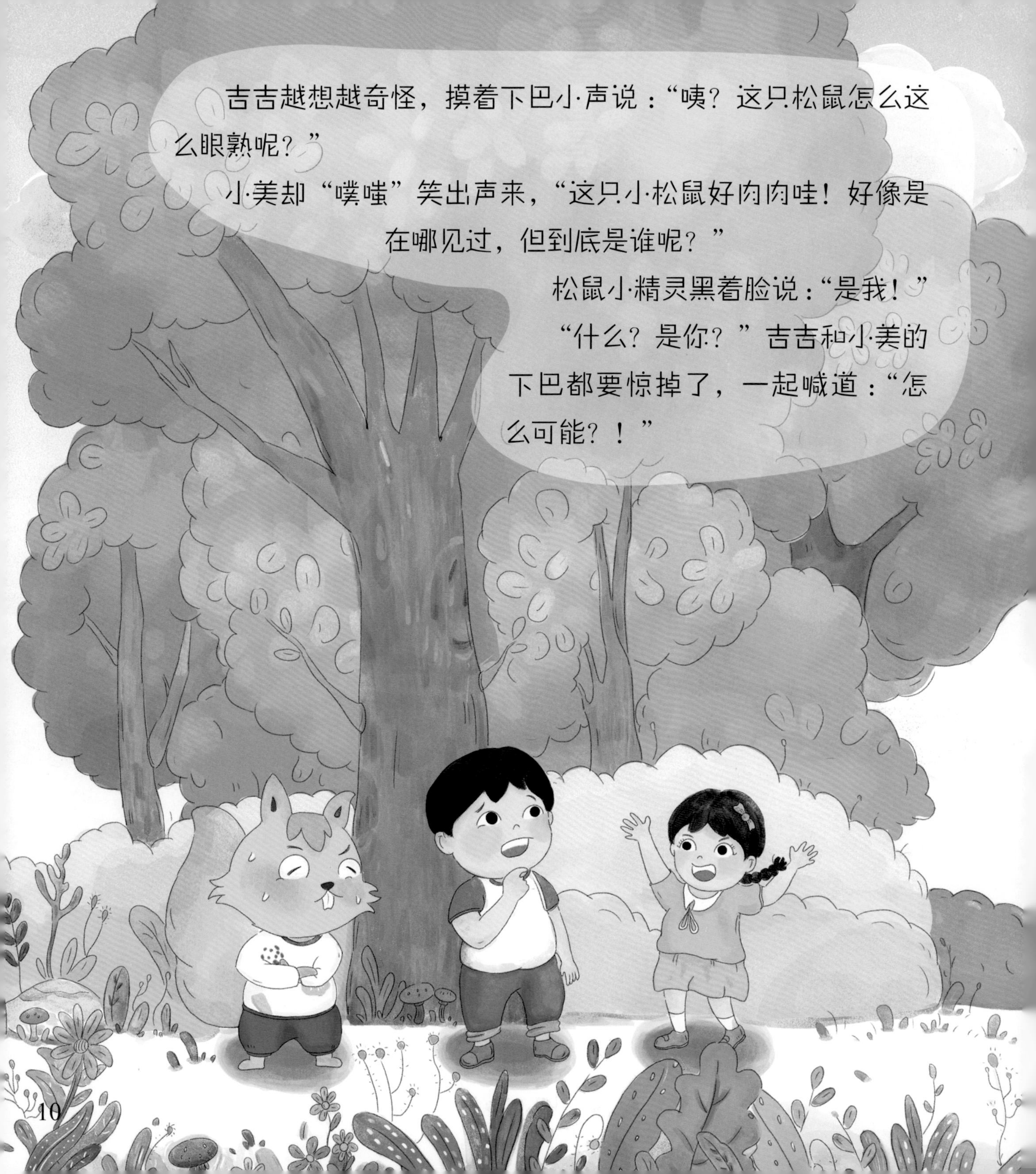

吉吉越想越奇怪，摸着下巴小声说：“咦？这只松鼠怎么这么眼熟呢？”

小美却“噗嗤”笑出声来，“这只小松鼠好肉肉哇！好像是在哪见过，但到底是谁呢？”

松鼠小精灵黑着脸说：“是我！”

“什么？是你？”吉吉和小美的下巴都要惊掉了，一起喊道：“怎么可能？！”

松鼠小精灵坐在地上，低着头说道："这就是小时候的我，天天吃零食！顿顿不离手！结果就长成了小胖墩了……"

小美上下打量了一圈，还是不解地问道："那些蛋糕和曲奇饼明明是用面粉、鸡蛋和牛奶做的，为什么会变成肥肥的肉肉长在我们身体里呢？"

吉吉也插话道："是呀是呀！"

松鼠小精灵双手一摊："那咱们去看看吧。"

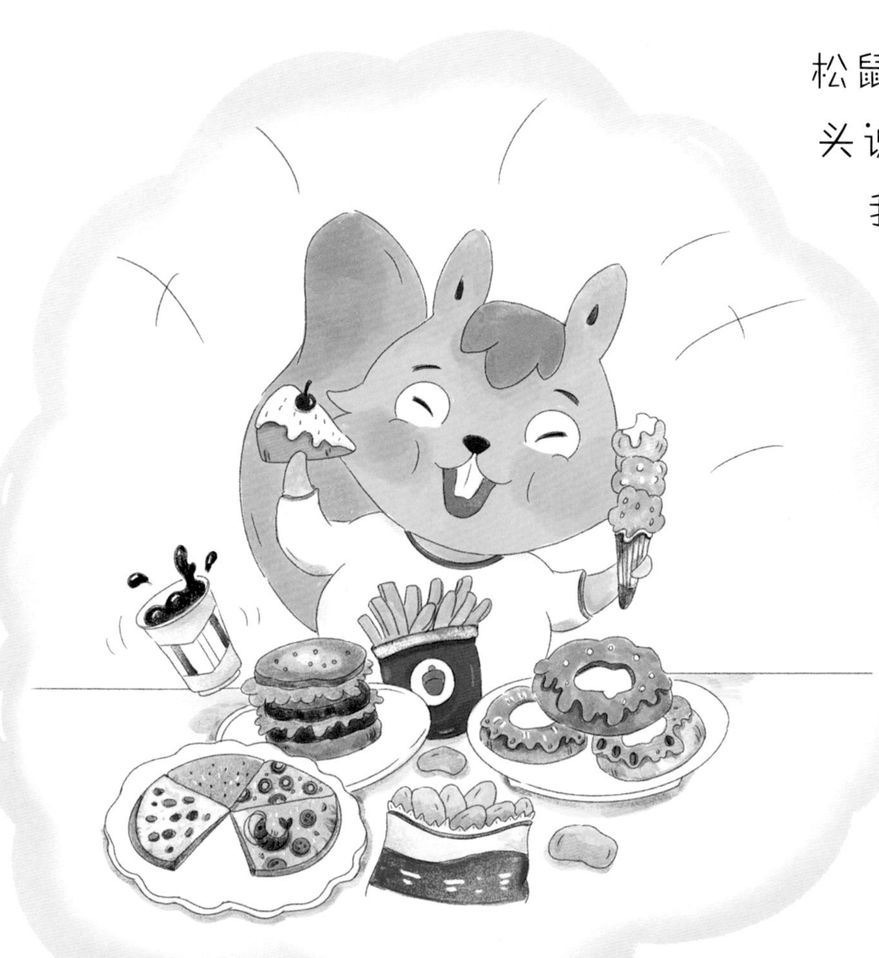

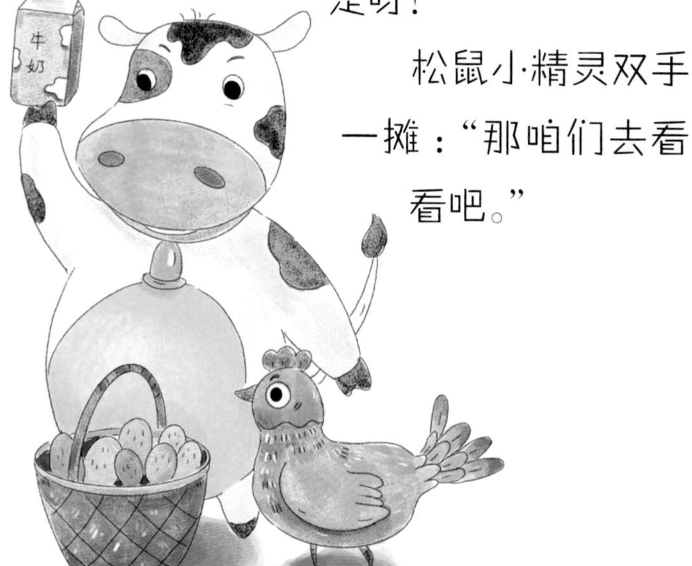

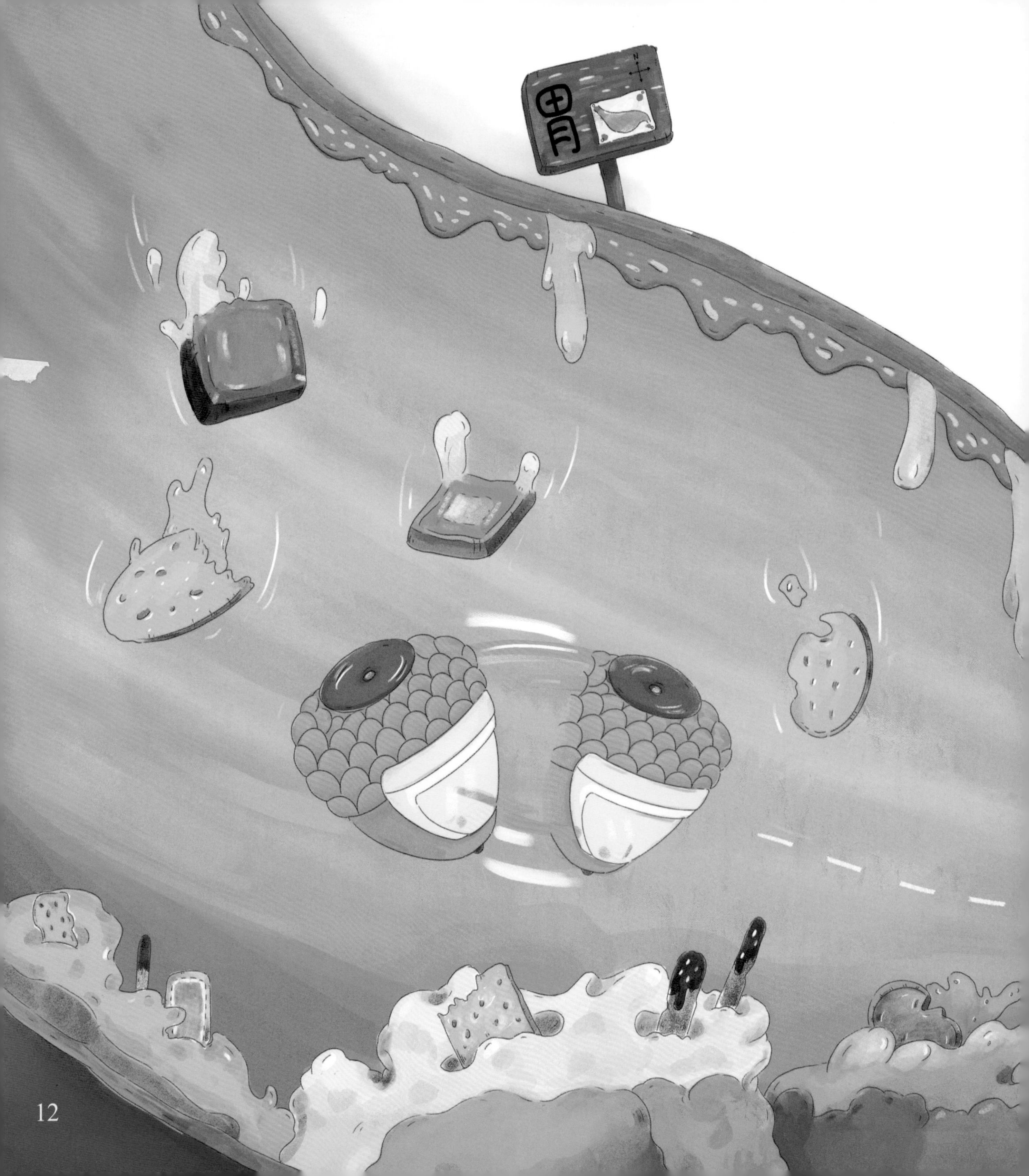
胃

众人重新坐进松果飞船，松鼠小精灵按下绿色的空间转换按钮。一瞬间，大家进入了一个不断蠕动的大袋子里。

松鼠小精灵打开飞船的散光灯：“这是一个人的胃。”

“小心，上面掉东西了！”小美仰着头大喊。

松鼠小精灵使劲一拉方向杆，飞船敏捷地向后飞去，躲过了一劫。

“呼！好危险！幸亏松鼠小精灵反应快。这……这是巧克力、曲奇饼，还有可乐！”吉吉庆幸地说。

松鼠小精灵说道：“看！胃像个大口袋，通过不断蠕动，把食物和饮料搅拌成糊糊送进小肠里。咱们跟着这些糊糊一起下去看看吧！”

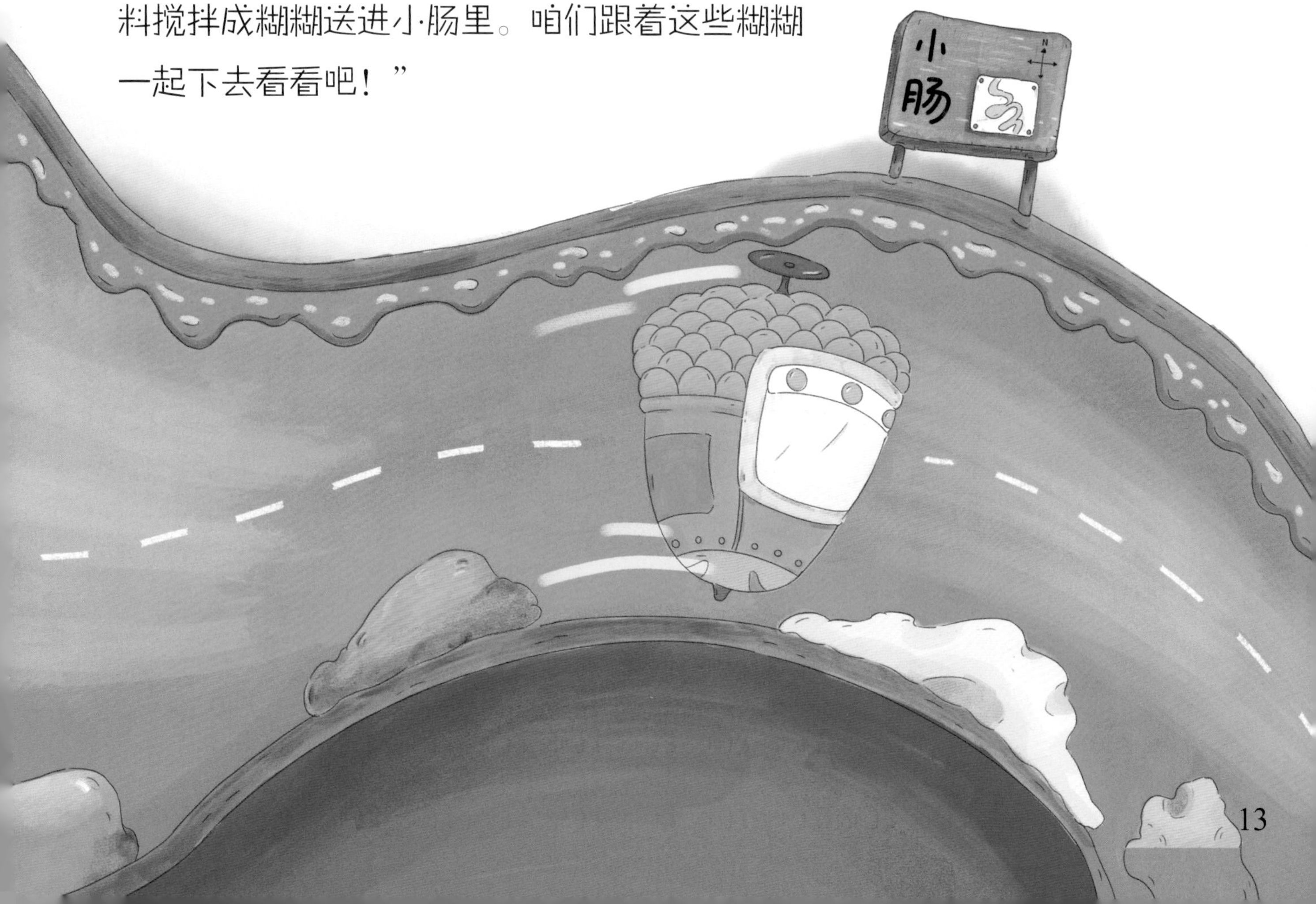

从胃里出来，空间一下子就变小了。

“注意！咱们要进入小肠了！”松鼠小精灵说，“小肠是一条细细长长又弯弯曲曲的管子，所以从现在开始我要特别专心掌握方向盘，不然的话……哎呦……”

松鼠小精灵话音还没落，飞船就没躲过一个急转弯，撞在了小肠壁上。

“哎呦！”外面传来一个小朋友稚嫩的声音，“妈妈，我的肚子疼……了一下。好了，又没事了。奇怪！”

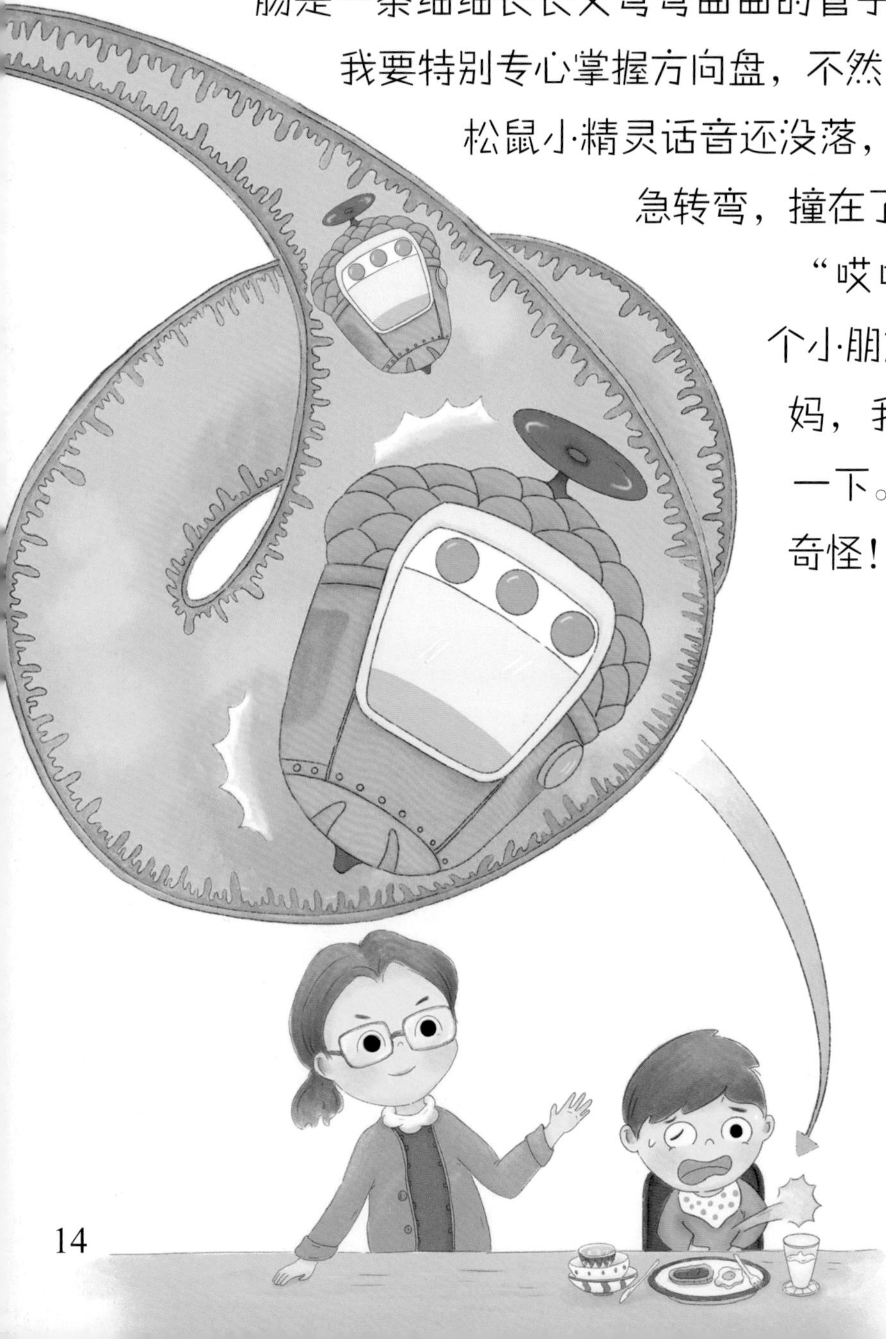

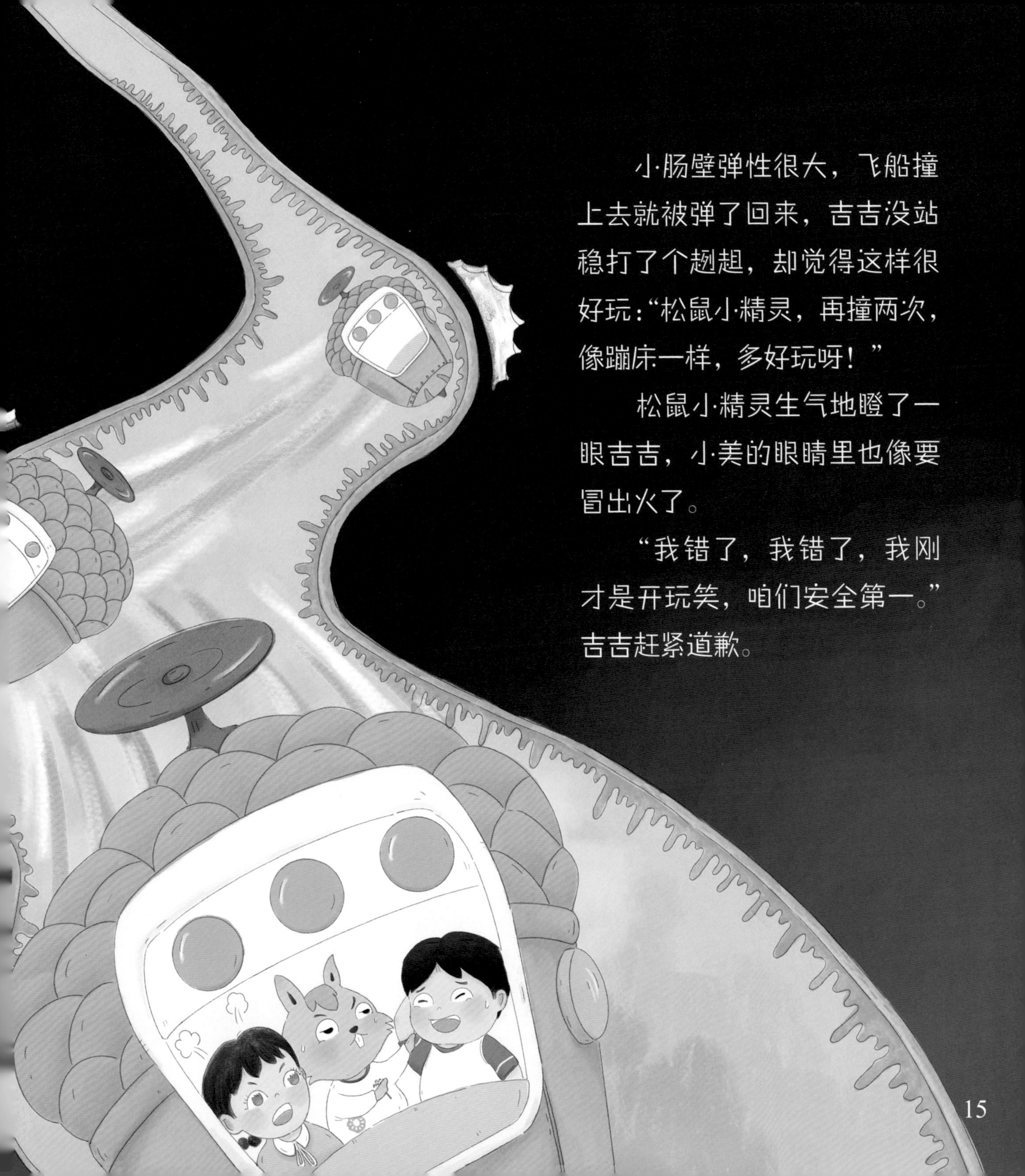

小肠壁弹性很大，飞船撞上去就被弹了回来，吉吉没站稳打了个趔趄，却觉得这样很好玩：“松鼠小精灵，再撞两次，像蹦床一样，多好玩呀！”

松鼠小精灵生气地瞪了一眼吉吉，小美的眼睛里也像要冒出火了。

“我错了，我错了，我刚才是开玩笑，咱们安全第一。”吉吉赶紧道歉。

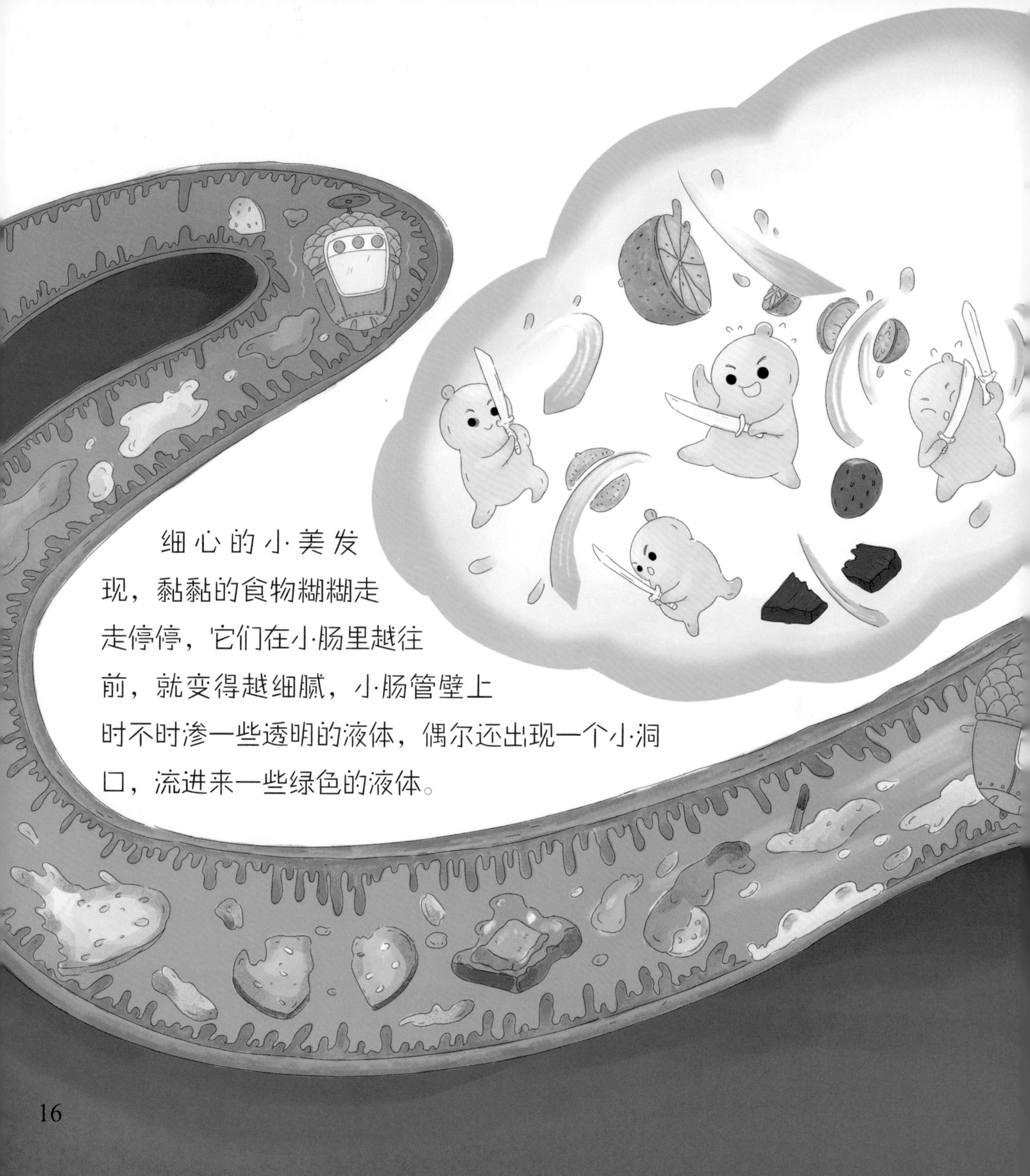

细心的小美发现，黏黏的食物糊糊走走停停，它们在小肠里越往前，就变得越细腻，小肠管壁上时不时渗一些透明的液体，偶尔还出现一个小洞口，流进来一些绿色的液体。

“这是消化液，它们是一群小武士，把食物切割得非常细小，这样食物就能更快被消化了！”松鼠小精灵说。

果然，消化液很快就和食物糊糊搅在一起，糊糊也变得越来越稀、越来越少。

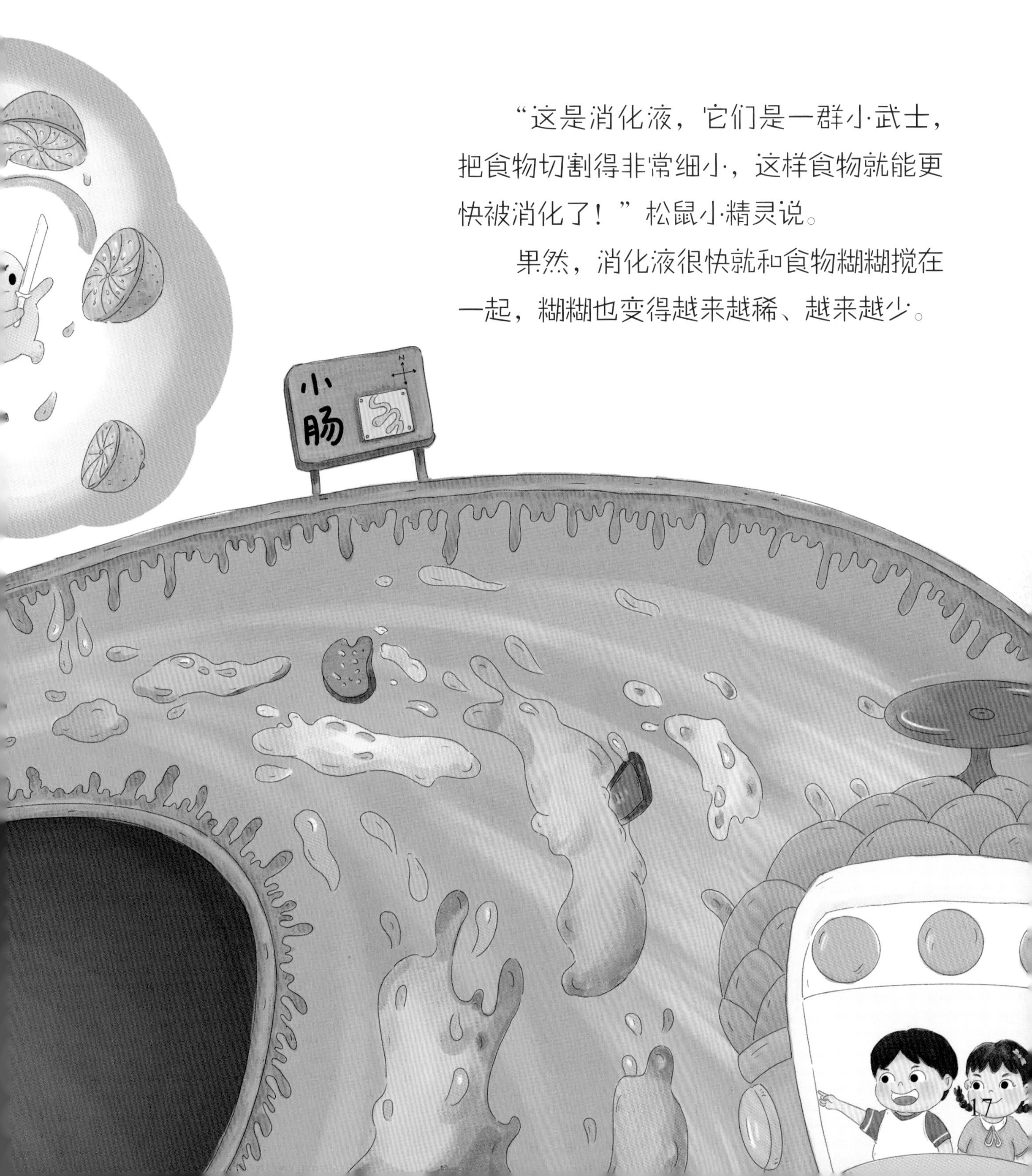

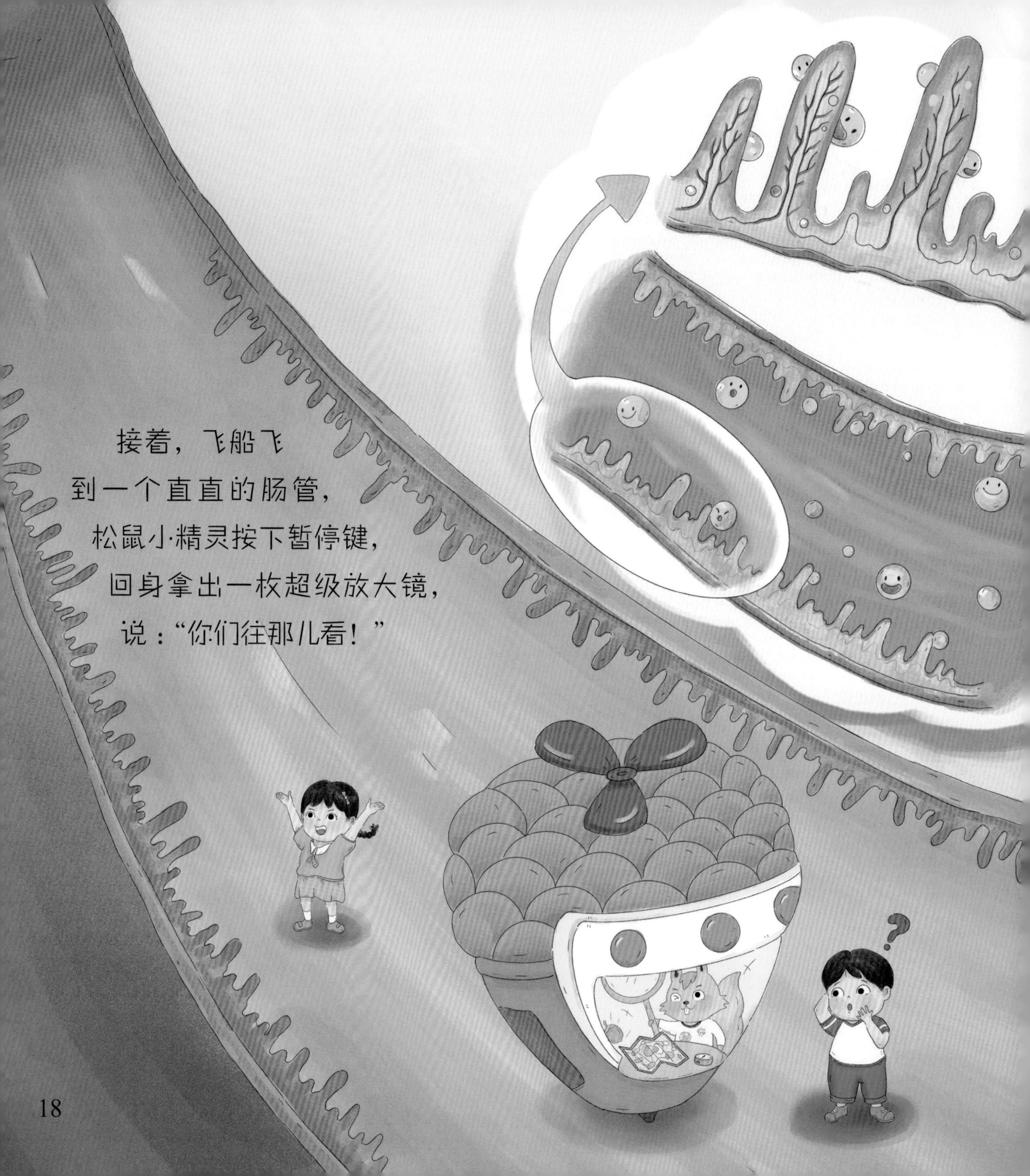

接着，飞船飞
到一个直直的肠管，
松鼠小精灵按下暂停键，
回身拿出一枚超级放大镜，
说：“你们往那儿看！”

吉吉接过放大镜朝肠壁看过去：哇，一些圆头圆脑的小家伙正在抢着往肠壁里面钻呢！有的钻进了肠壁细胞里面，有的通过缝隙直接钻进了血管，跟着血液漂走了。

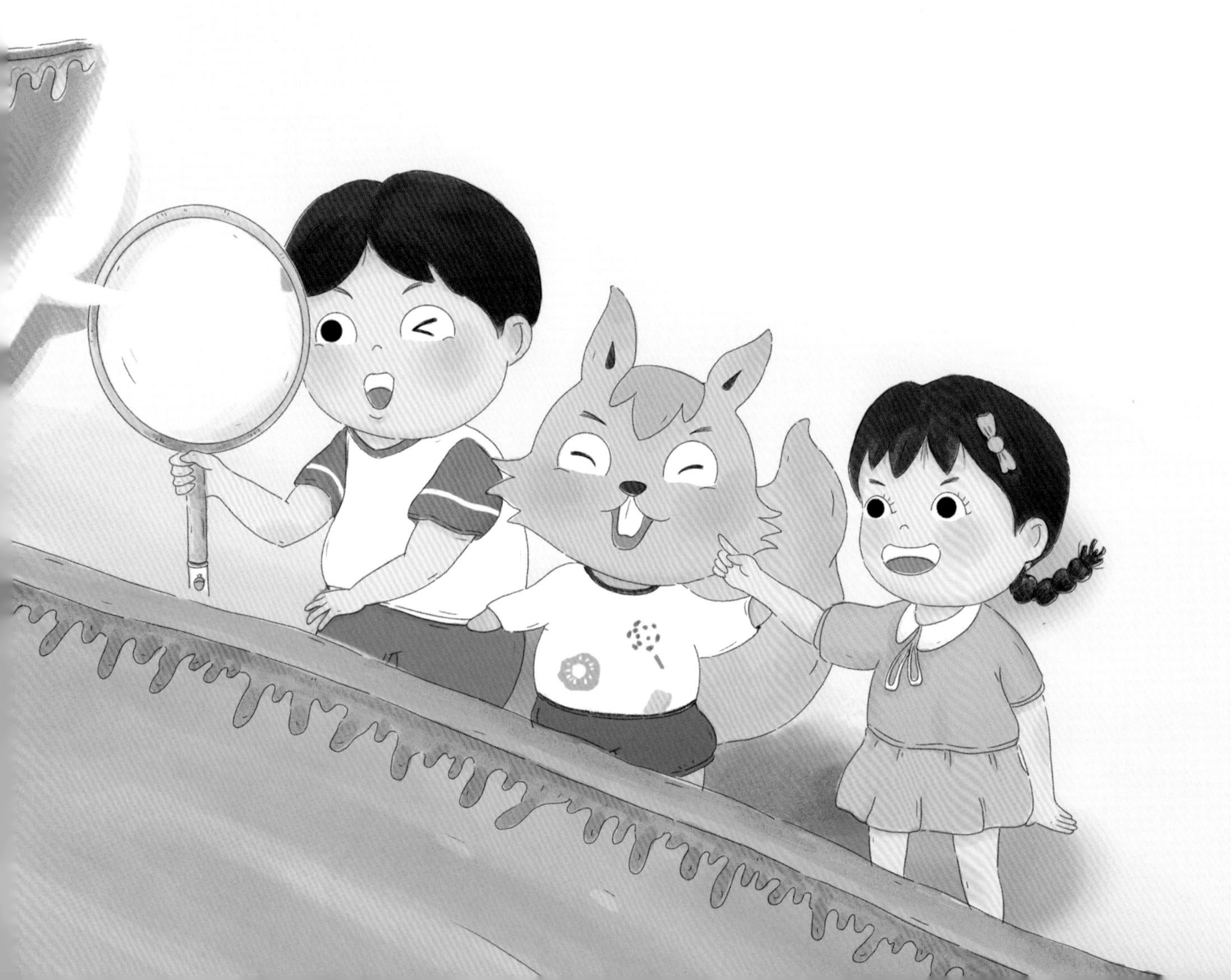

“这些小家伙是谁呀？”小美好奇地问。

松鼠小精灵说：“它们是葡萄糖宝宝，是提供能量的主力军。哪里需要能量它们就到哪里去！”

吉吉：“这么多葡萄糖宝宝都藏哪儿了？我怎么一直没看见它们呢？”

松鼠小精灵：“它们就是我们吃下的蛋糕、曲奇的主要成分，只不过它们在食物里总是抱在一起。但是一进入身体，它们就被消化液小武士一个个分开了。分开后它们就会勇敢地牺牲自己，把储存着的能量送给我们。这样我们才能活动和思考。”

“葡萄糖宝宝真棒！”吉吉竖起了大拇指，“原来面粉进入身体后会变成葡萄糖宝宝，可是为什么葡萄糖又会变成肥肥的肉肉呢？

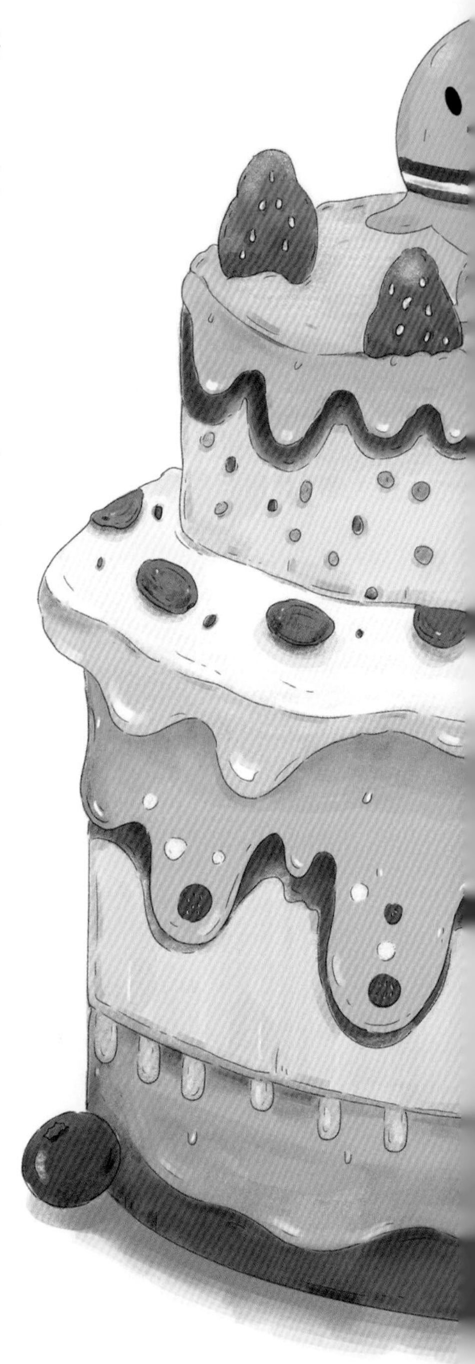

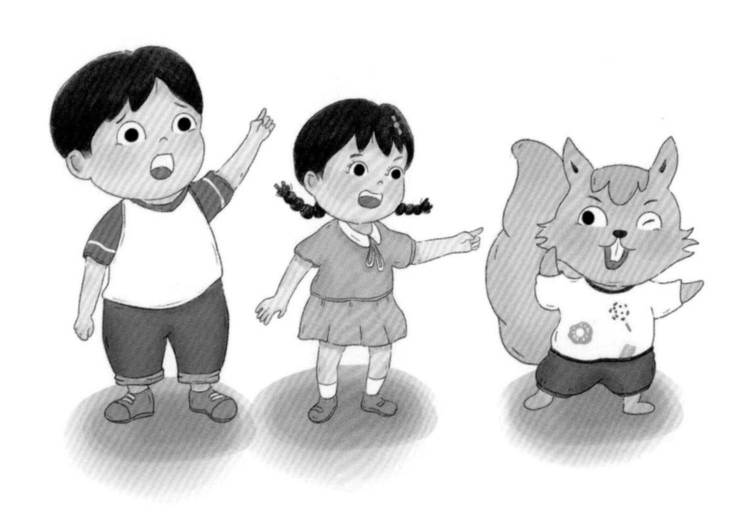

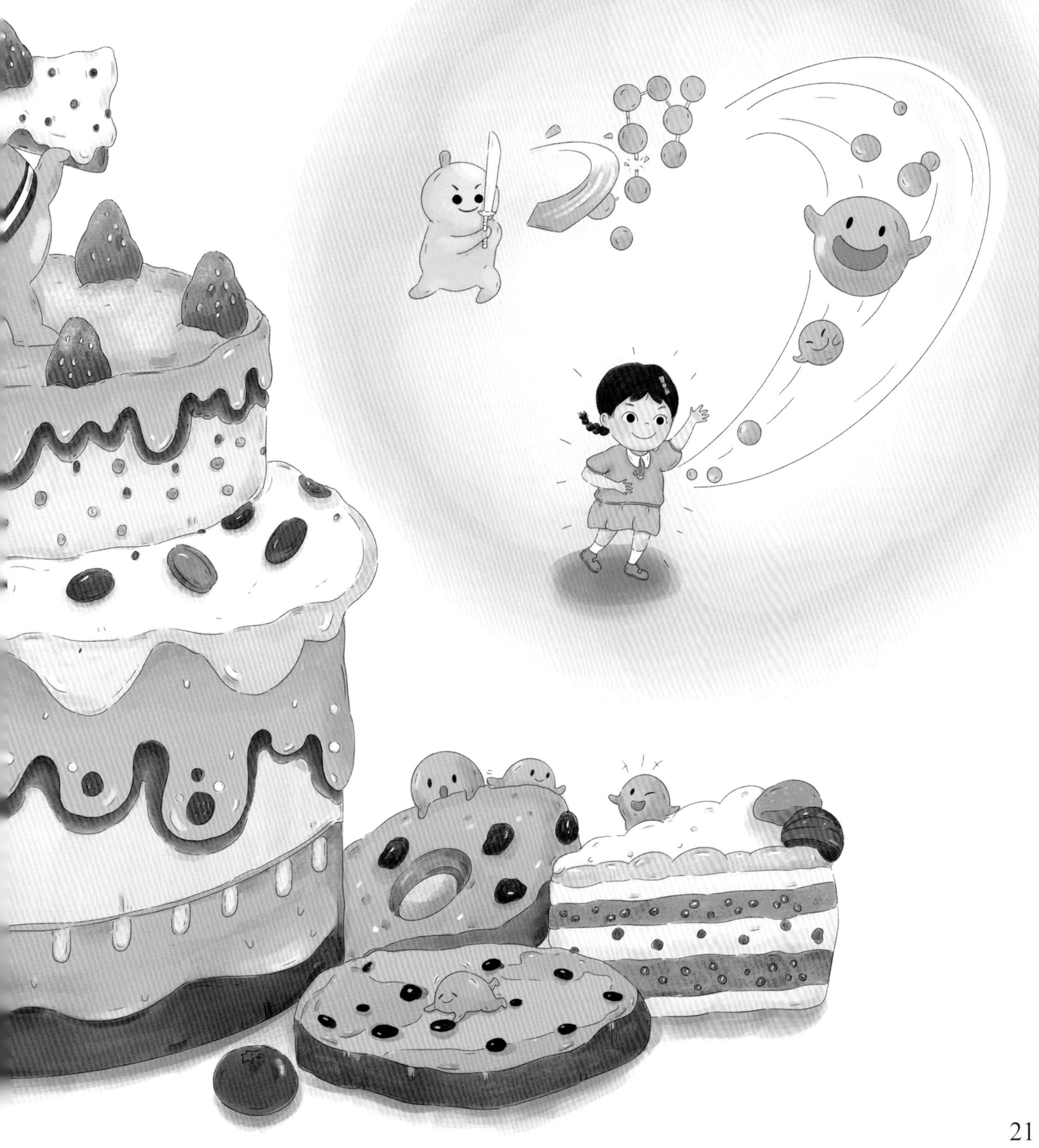

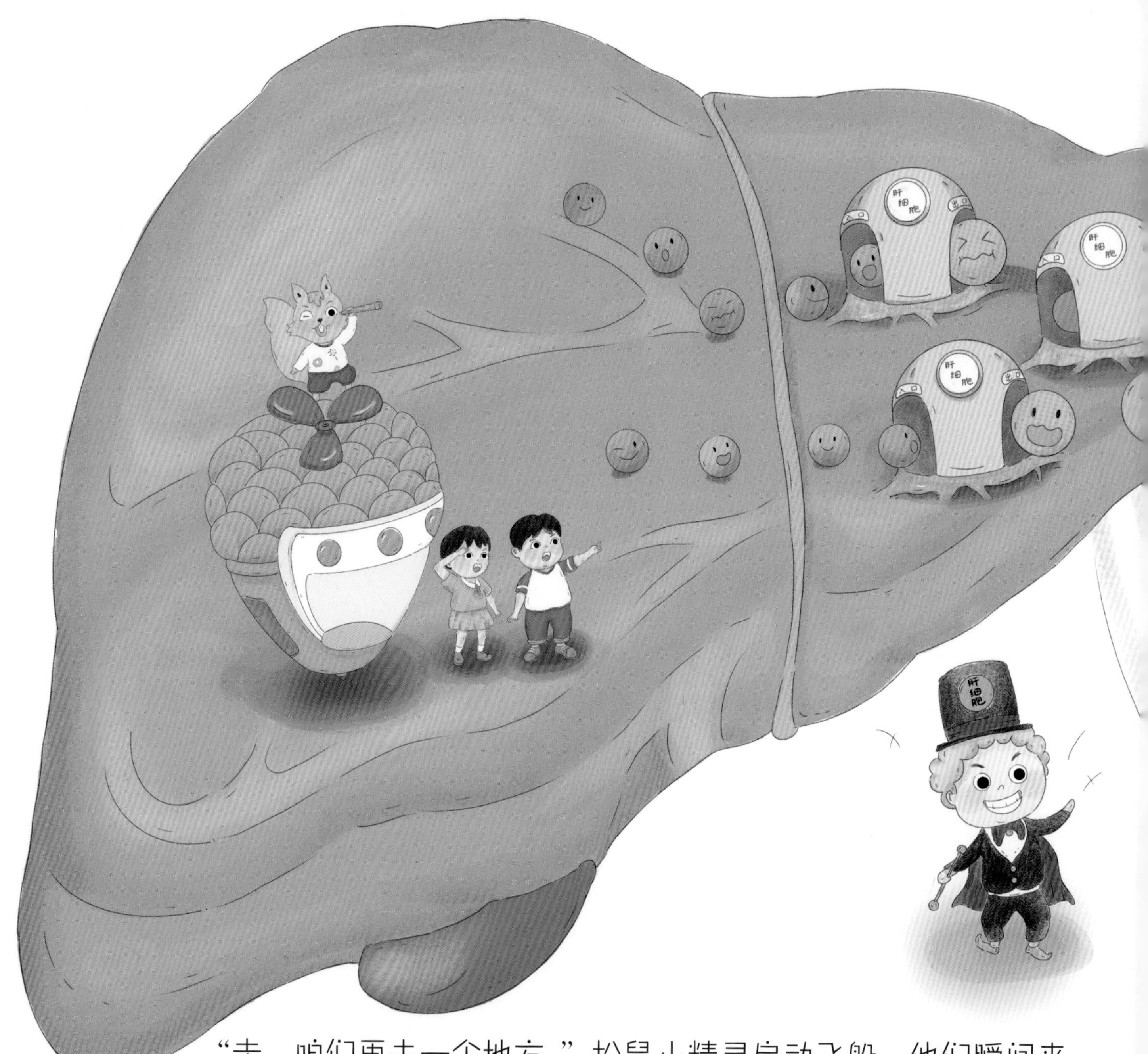

“走，咱们再去一个地方。”松鼠小精灵启动飞船，他们瞬间来到了一个有好多血管的地方。

“这里是肝脏。”松鼠小精灵说，“你们看那里！那些是肝细胞住的房间。”

吉吉和小美看见一群葡萄糖宝宝正排着队进入肝细胞的房间，等出来时就变得圆滚滚、油亮亮的。

松鼠小精灵趁机解释说："如果一个人吃的甜食太多，又不爱运动，身体里就有过多的葡萄糖宝宝，于是'魔法师'肝细胞就把这些多余的葡萄糖宝宝重新加工成能储存更多能量的脂肪宝宝，这就是肥肥的肉肉了。"

"原来是这样！"小美点点头。

松鼠小精灵满意地说："大功告成！我们回去吧。"

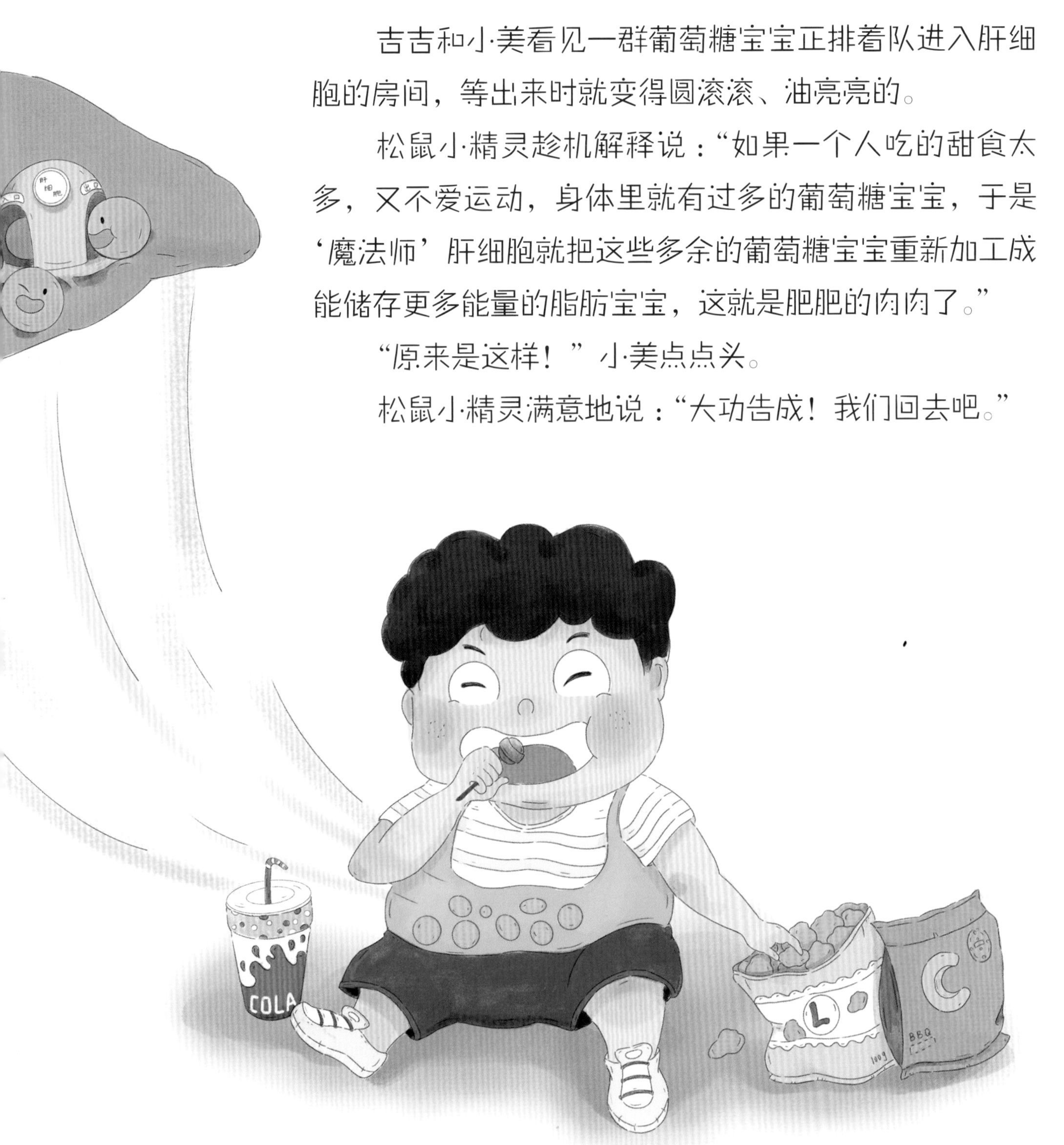

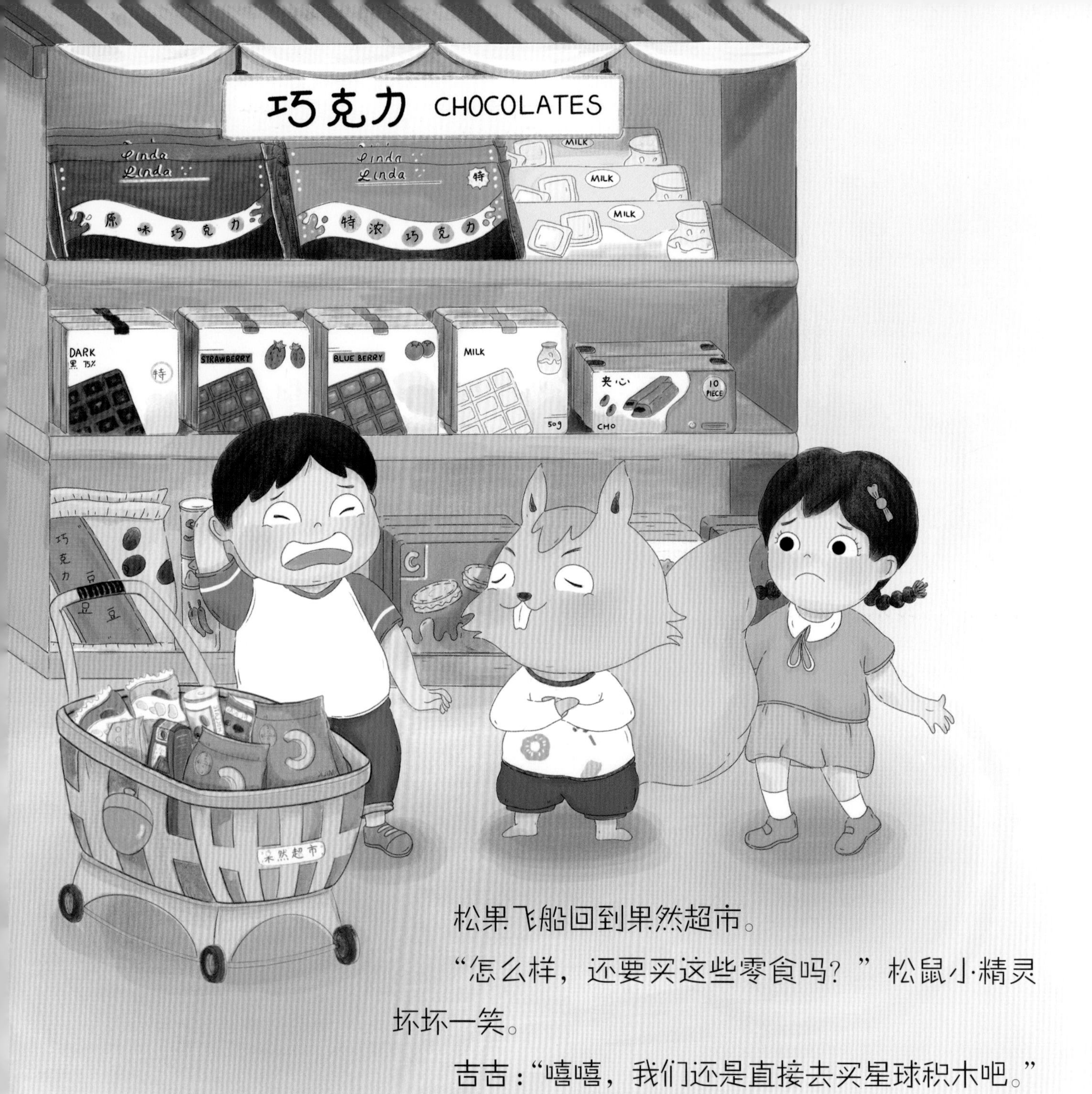

松果飞船回到果然超市。

“怎么样，还要买这些零食吗？”松鼠小精灵坏坏一笑。

吉吉：“嘻嘻，我们还是直接去买星球积木吧。”

小美：“嗯嗯，现在就去买积木。不过，松鼠小精灵，那你后来是怎么瘦下来的呢？”

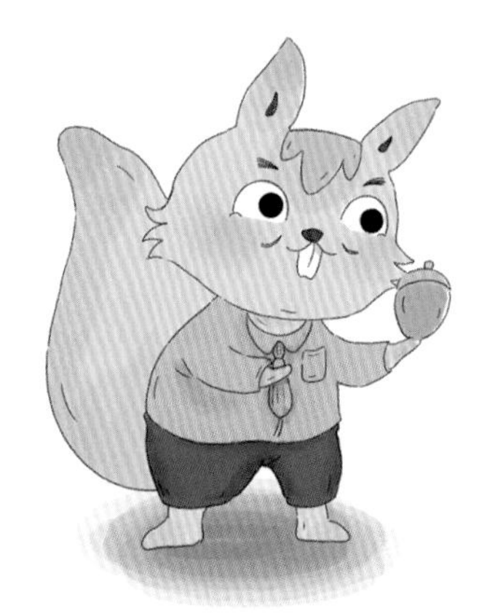

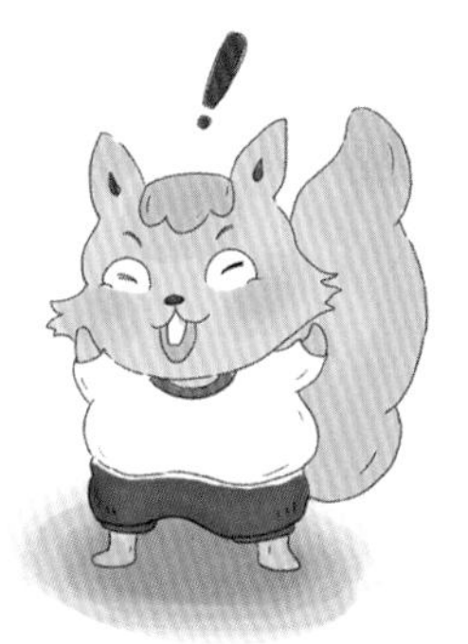

松鼠小精灵一拍胸脯说："这多亏了我老爸——松鼠老精灵！

就是那时，他给了我这艘松果飞船，带我到身体里走了一圈，还给我看了如果我不改掉这个坏习惯，将来的我会变成什么样子。

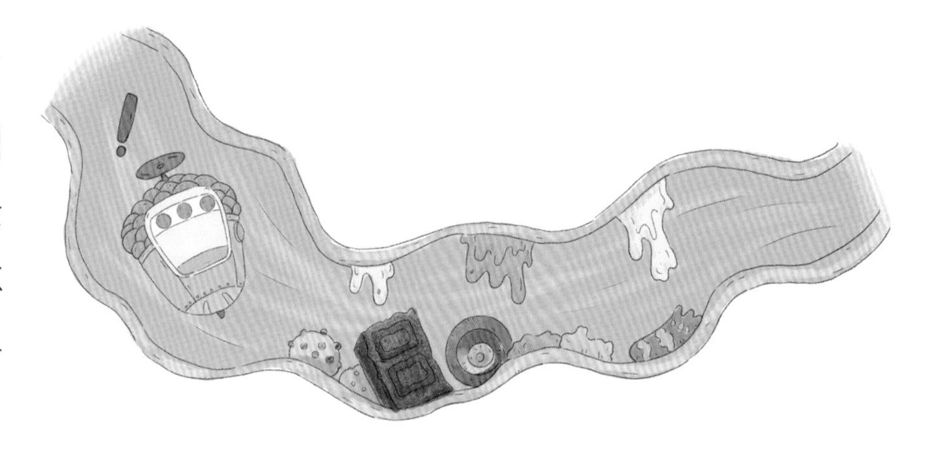

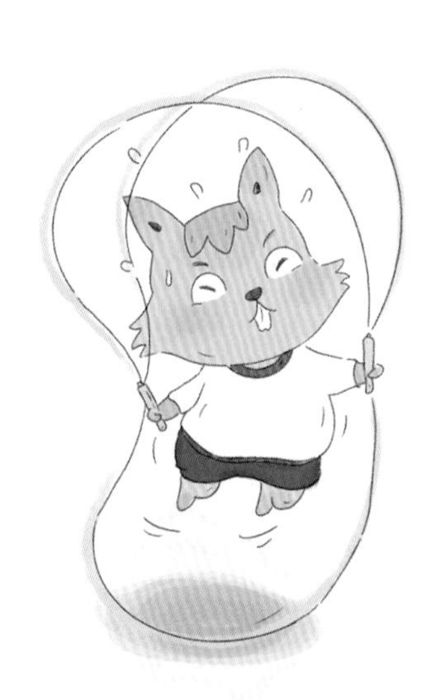

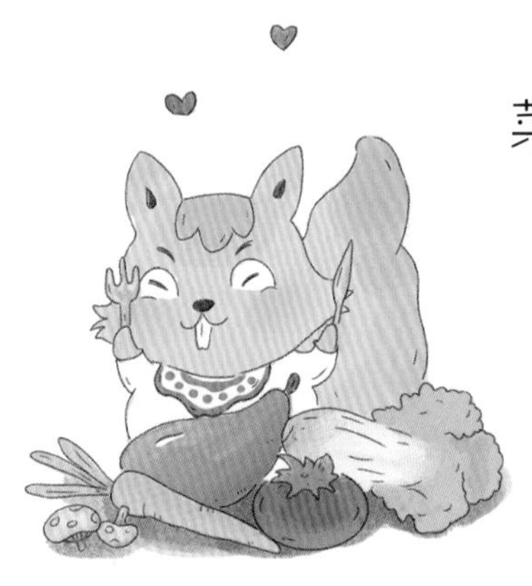

我开始多运动，吃健康的饭菜，你们就看到现在这个身姿矫健的我啦！"

吉吉和小美相视一笑："原来——你早就走过一遍啦！"

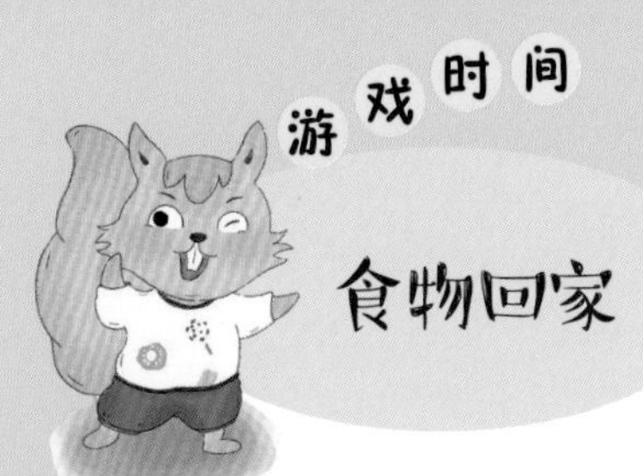

看看下面的食物，你能送它们回各自的家吗？用贴纸来贴一贴吧！

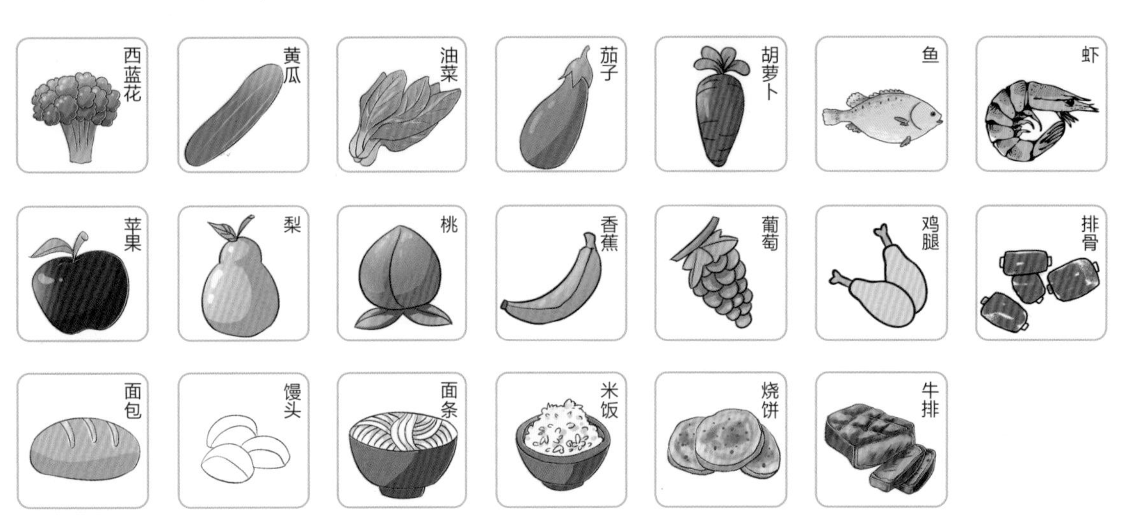

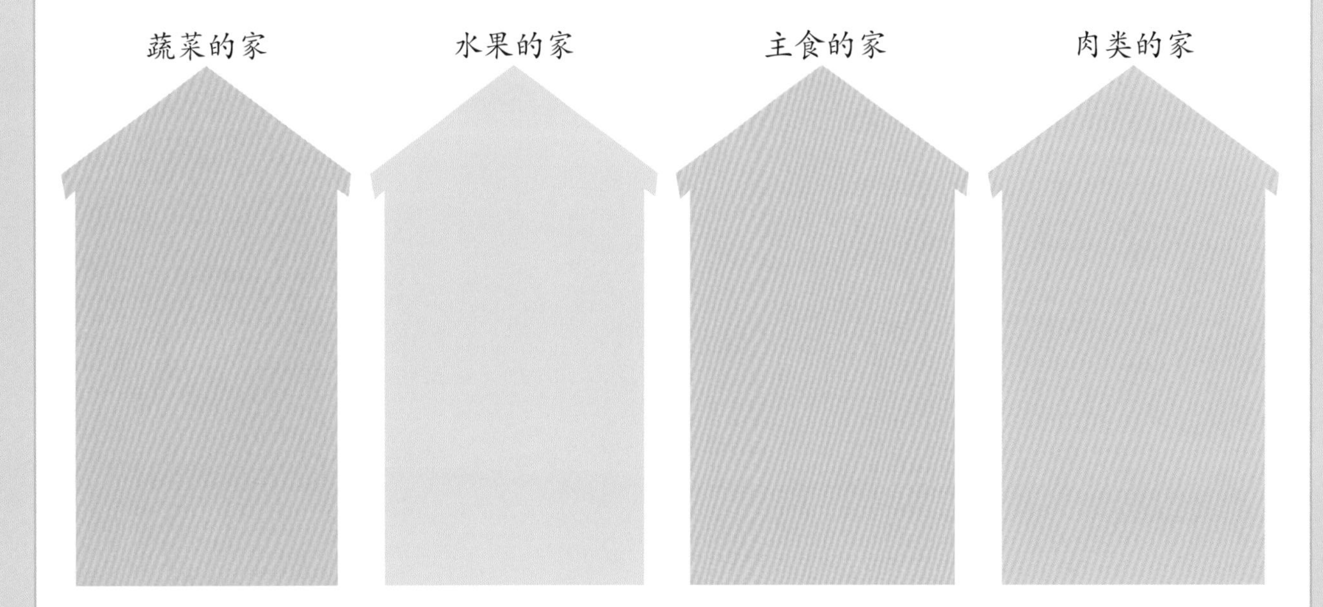

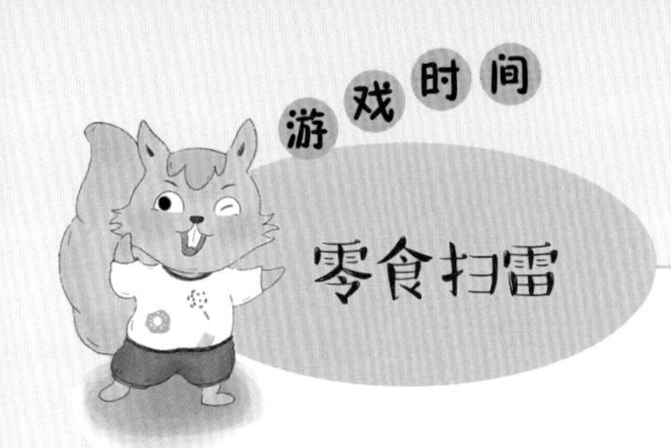

零食扫雷

下面这些食物，你认为哪些食物是不健康的呢？在它的旁边贴一个地雷吧！

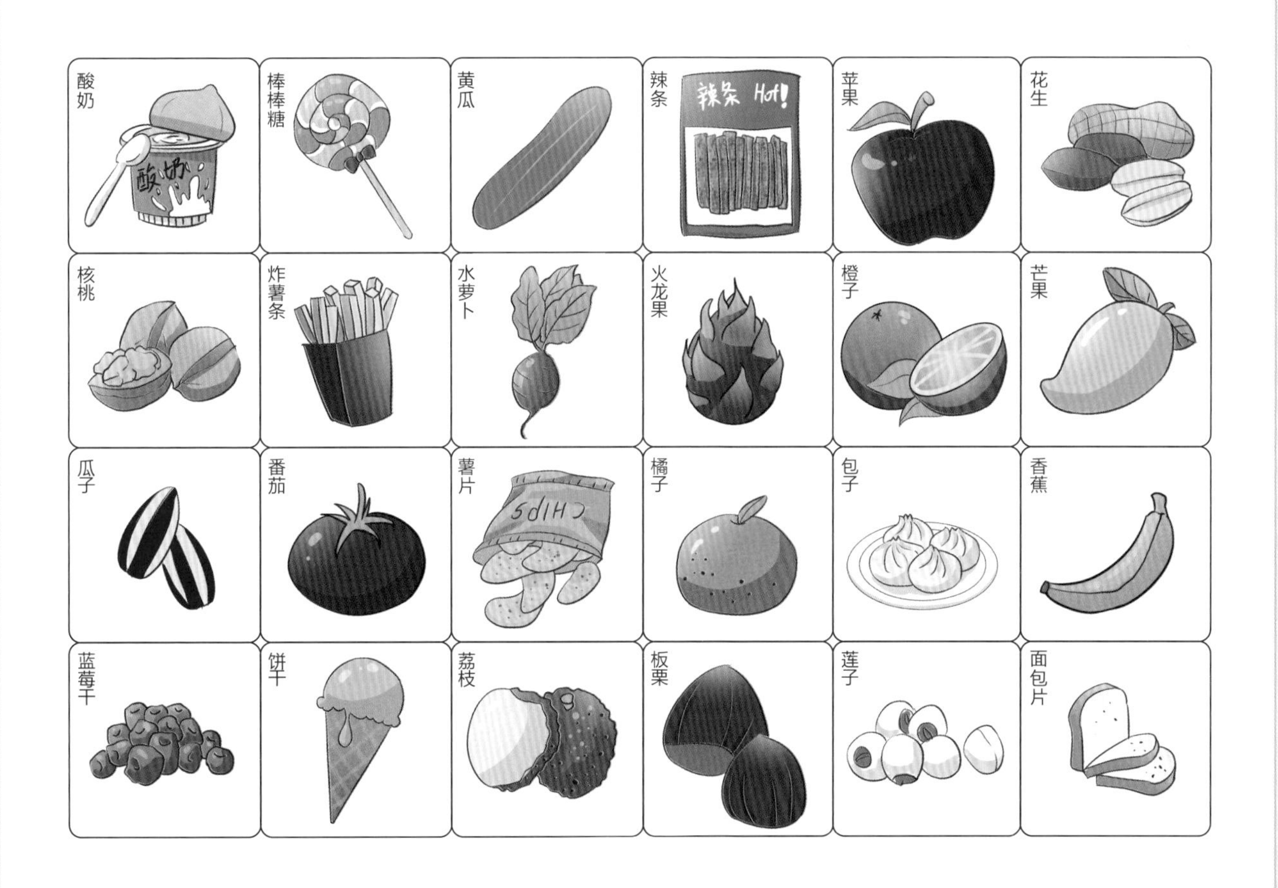

这个游戏还可以变一变，邀请小朋友一起玩。把上面已经贴好地雷的食物图片剪下来，正面朝下扣在桌面。小伙伴轮流翻开一张卡片，当一方先翻到3张带地雷的卡片，游戏结束，对方获胜。

作者简介

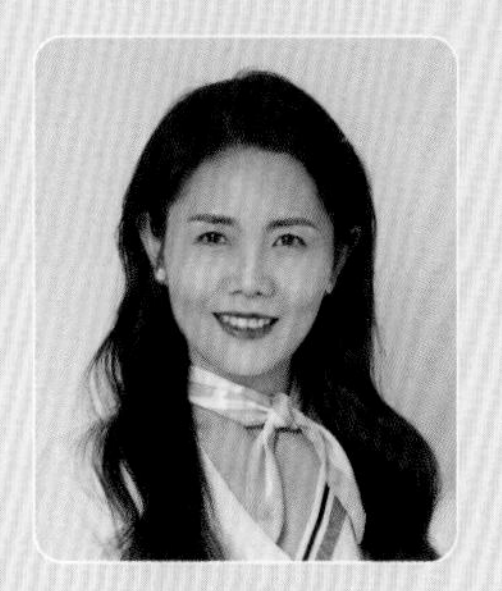

许雅君

北京大学营养与食品卫生学系教授、博士生导师
北京市健康科普专家
北京市青年教学名师

现任北京大学公共卫生学院副院长，中国营养学会妇幼营养分会常委，北京市营养学会副理事长，北京市预防医学会理事，北京健康教育协会慢性病管理专业委员会常务理事，北京市食品安全毒理学研究与评价重点实验室副主任等职。

主要研究领域为生命早期营养与健康发展、食物营养与儿童食育，热心儿童早期科学饮食习惯养成工作。近年作为课题负责人承担国家、省部级科研课题10余项，在国内外发表学术论文150余篇，获得科技成果奖9项，主编、参编教材和著作20余部，是国内外9部学术期刊编委和20余部学术期刊审稿人。

★【看视频】北大教授给家长的饮食营养视频
★【寻妙招】定制个性化营养方案
★【听音频】营养知识潜移默化
★【点读书】有声伴读亲子互动
★【趣读书】耳熟能详趣味输出

视频目录

1 学龄前儿童生长发育有何特点
2 为什么要合理搭配饮食
3 怎样让孩子爱上吃饭
4 食物游戏介绍：食物拼图和食物拓印画

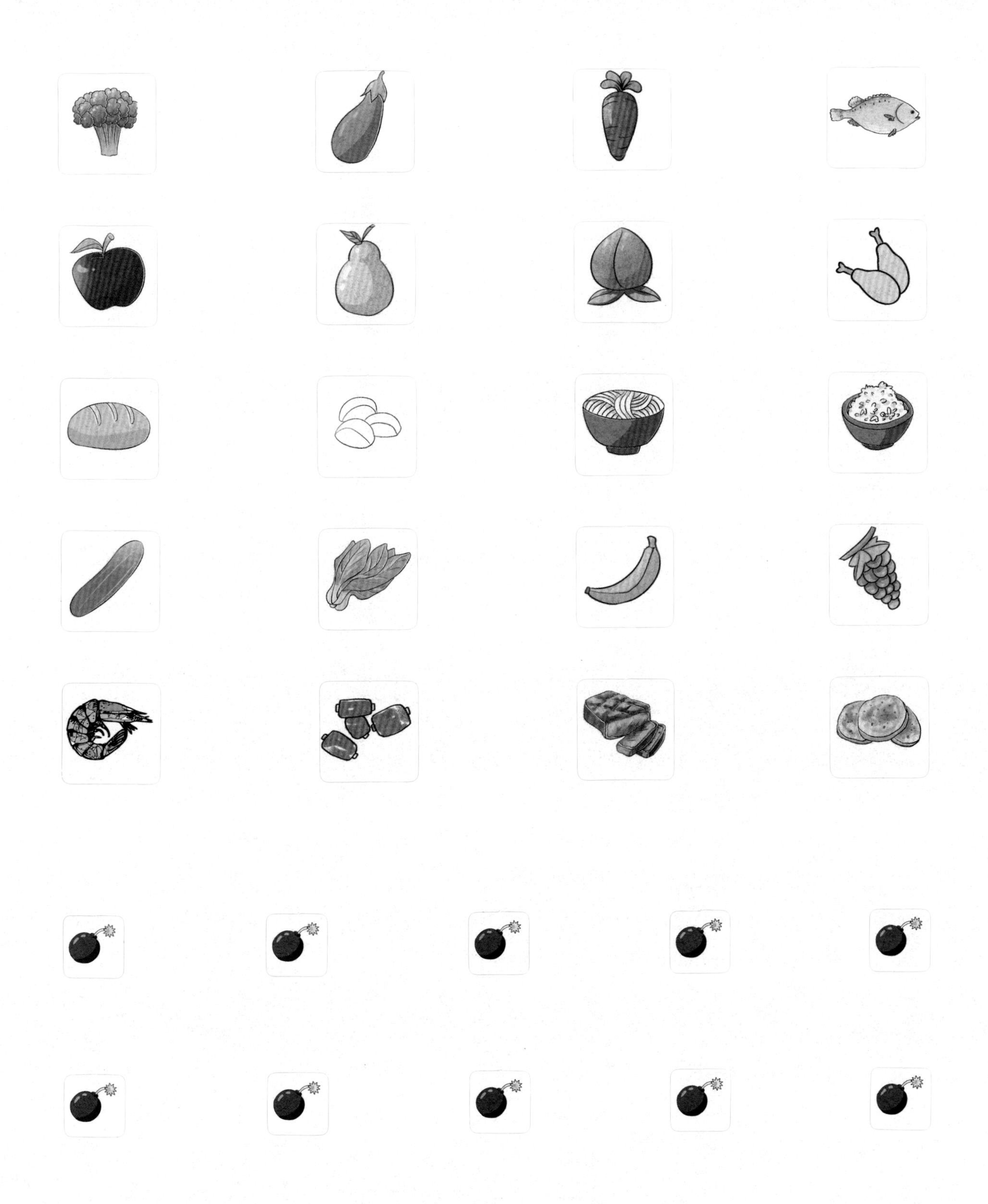